# Ergebnisse der Anatomie und Entwicklungsgeschichte
## Advances in Anatomy, Embryology and Cell Biology
## Revues d'anatomie et de morphologie expérimentale

Springer-Verlag · Berlin · Heidelberg · New York

This journal publishes reviews and critical articles covering the entire field of normal anatomy (cytology, histology, cyto- and histochemistry, electron microscopy, macroscopy, experimental morphology and embryology and comparative anatomy). Papers dealing with anthropology and clinical morphology will also be accepted with the aim of encouraging co-operation between anatomy and related disciplines.

Papers, which may be in English, French or German, are normally commissioned, but original papers and communications may be submitted and will be considered so long as they deal with a subject comprehensively and meet the requirements of the Ergebnisse.

For speed of publication and breadth of distribution, this journal appears in single issues which can be purchased separately; 6 issues constitute one volume.

It is a fundamental condition that manuscripts submitted should not have been published elsewhere, in this or any other country, and the author must undertake not to publish elsewhere at a later date.

25 copies of each paper are supplied free of charge.

Les résultats publient des sommaires et des articles critiques concernant l'ensemble du domaine de l'anatomie normale (cytologie, histologie, cyto et histochimie, microscopie électronique, macroscopie, morphologie expérimentale, embryologie et anatomie comparée. Seront publiés en outre les articles traitant de l'anthropologie et de la morphologie clinique, en vue d'encourager la collaboration entre l'anatomie et les disciplines voisines.

Seront publiés en priorité les articles expressément demandés nous tiendrons toutefois compte des articles qui nous seront envoyés dans la mesure où ils traitent d'un sujet dans son ensemble et correspondent aux standards des «Résultats». Les publications seront faites en langues anglaise, allemande et française.

Dans l'intérêt d'une publication rapide et d'une large diffusion les travaux publiés paraitront dans des cahiers individuels, diffusés séparément: 6 cahiers forment un volume.

En principe, seuls les manuscrits qui n'ont encore été publiés ni dans le pays d'origine ni à l'étranger peuvent nous être soumis. L'auteur d'engage en outre à ne pas les publier ailleurs ultérieurement.

Les auteurs recevront 25 exemplaires gratuits de leur publication.

Die Ergebnisse dienen der Veröffentlichung zusammenfassender und kritischer Artikel aus dem Gesamtgebiet der normalen Anatomie (Cytologie, Histologie, Cyto- und Histochemie, Elektronenmikroskopie, Makroskopie, experimentelle Morphologie und Embryologie und vergleichende Anatomie). Aufgenommen werden ferner Arbeiten anthropologischen und morphologisch-klinischen Inhaltes, mit dem Ziel die Zusammenarbeit zwischen Anatomie und Nachbardisziplinen zu fördern.

Zur Veröffentlichung gelangen in erster Linie angeforderte Manuskripte, jedoch werden auch eingesandte Arbeiten und Originalmitteilungen berücksichtigt, sofern sie ein Gebiet umfassend abhandeln und den Anforderungen der „Ergebnisse" genügen. Die Veröffentlichungen erfolgen in englischer, deutscher oder französischer Sprache.

Die Arbeiten erscheinen im Interesse einer raschen Veröffentlichung und einer weiten Verbreitung als einzeln berechnete Hefte; je 6 Hefte bilden einen Band.

Grundsätzlich dürfen nur Manuskripte eingesandt werden, die vorher weder im Inland noch im Ausland veröffentlicht worden sind. Der Autor verpflichtet sich, sie auch nachträglich nicht an anderen Stellen zu publizieren.

Die Mitarbeiter erhalten von ihren Arbeiten zusammen 25 Freiexemplare.

Manuscripts should be addressed to/Envoyer les manuscrits à/Manuskripte sind zu senden an:

Prof. Dr. A. Brodal, Universitetet i Oslo, Anatomisk Institutt, Karl Johans Gate 47 (Domus Media), Oslo 1/Norwegen.

Prof. W. Hild, Department of Anatomy, The University of Texas Medical Branch, Galveston, Texas 77550 (USA).

Prof. Dr. R. Ortmann, Anatomisches Institut der Universität, 5 Köln-Lindenthal, Lindenburg.

Prof. Dr. T.H. Schiebler, Anatomisches Institut der Universität, Koellikerstraße 6, 87 Würzburg.

Prof. Dr. G. Töndury, Direktion der Anatomie, Gloriastraße 19, CH-8006 Zürich.

Prof. Dr. E. Wolff, Collège de France, Laboratoire d'Embryologie Expérimentale, 49 bis Avenue de la belle Gabrielle, Nogent-sur-Marne 94/France.

Ergebnisse der Anatomie und Entwicklungsgeschichte
Advances in Anatomy, Embryology and Cell Biology
Revues d'anatomie et de morphologie expérimentale

43 · 5

*Editores*

*A. Brodal, Oslo · W. Hild, Galveston · R. Ortmann, Köln*
*T. H. Schiebler, Würzburg · G. Töndury, Zürich · E. Wolff, Paris*

Franz Pera

# Mechanismen der Polyploidisierung und der somatischen Reduktion

*Mit 55 Abbildungen*

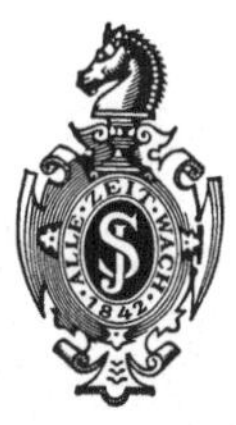

Springer-Verlag Berlin Heidelberg New York 1970

*Dr. med. Franz Pera*
*Wissenschaftlicher Assistent*
*am Anatomischen Institut der Universität*
*D-5300 Bonn, Nußallee 10*

*Als Habilitationsschrift bei der Medizinischen Fakultät*
*der Universität Bonn eingereicht*

ISBN-13: 978-3-540-05082-7    e-ISBN-13: 978-3-642-46247-4
DOI: 10.1007/978-3-642-46247-4

# Inhalt

# Einleitung

Das Auftreten von Zellen, deren Chromosomenzahl von der für das jeweils untersuchte Individuum typischen Norm abweicht, ist seit den ältesten uns vorliegenden karyologischen Untersuchungen immer wieder beschrieben worden. Die für Zellen mit abweichenden Chromosomenzahlen gebräuchlichen Namen werden manchmal unterschiedlich verwendet (s. auch: Swanson, 1957; White, 1961; Geneva Conference: Standardization of procedures for chromosome studies in abortion, 1966; Rieger, Michaelis und Green, 1968; Whitehouse, 1969): ich möchte deshalb gleich zu Beginn die im Folgenden vorkommenden Begriffe kurz definieren.

Die *Ploidie* eines Zellkerns wird bestimmt durch die Zahl der Chromosomensätze; in einem diploiden Kern sind demnach zwei vollständige Chromosomensätze oder *Genome* vorhanden, in einem triploiden drei und in einem tetraploiden Kern vier ganze Genome. Ein haploider Kern enthält einen einzigen Chromosomensatz (z. B. Ei- oder Samenzelle). *Euploidie* bedeutet das Vorhandensein eines haploiden Satzes oder eines ganzzahligen Vielfachen des haploiden Satzes, *Polyploidie* das Vorliegen von drei oder mehr haploiden Sätzen in einer Zelle (Strasburger, 1910). Das Gegenteil von Euploidie ist *Aneuploidie*, hier sind einzelne Chromosomen zuviel oder zuwenig vorhanden; je nach der Gesamtzahl der Chromosomen spricht man dann von hypo- oder hyperdiploiden (oder -triploiden oder -tetraploiden) Zellen.

*Heteroploidie* wird vielfach der Aneuploidie gleichgesetzt. In Anlehnung an die Nomenklatur von Winkler (1916) sollen in dieser Arbeit nur solche Zellen heteroploid genannt werden, die ganzzahlige Vielfache des haploiden Satzes enthalten, jedoch nicht die für das betreffende Untersuchungsobjekt typische Ploidie aufweisen, d. h. somatische Zellen, die bei diploiden Organismen nicht diploid und bei haploiden Organismen nicht haploid sind. Heteroploide Zellen sind also euploid, aber nicht diploid bzw. haploid. Von der Polyploidie unterscheidet sich die Heteroploidie, daß sie auch eine geringere als die typische Ploidie einbezieht.

Die *Ploidie einer Zelle* ist nur in einkernigen Zellen mit der *Ploidie des Zellkerns* identisch. In mehrkernigen Zellen ergibt sich die Ploidie der Zelle aus der Summe der Ploidien der einzelnen Zellkerne. So kann eine tetraploide Zelle sowohl einen tetraploiden Kern, aber auch zwei diploide Kerne oder einen triploiden und einen haploiden Kern enthalten.

In den Körperzellen der Säugetiere und der meisten anderen höheren Lebewesen herrscht die diploide Norm vor. Es ist sowohl ein ganzer Chromosomensatz des Vaters wie auch ein ganzer Chromosomensatz der Mutter vorhanden. Entsteht in einer Zelle ein Vielfaches von Chromosomensätzen über die Diploidie hinaus, sprechen wir von Polyploidisierung.

Durch eine Reduktionsteilung (Weismann, 1887) werden in der Meiose aus den diploiden Geschlechtszellen haploide Gameten. Dieser meiotischen Reduktion der Chromosomenzahl steht die mitotische oder *somatische Reduktion* in den somatischen Zellen gegenüber. — Eine somatische Reduktion kann spontan auftreten oder künstlich erzeugt werden.

Die Mechanismen der Zelle, die Chromosomenzahl von der diploiden Norm nach oben (Polyploidisierung) und nach unten (Reduktion) zu verändern, sind z.T. schon sehr lange bekannt. Verschiedene mit diesen Mechanismen zusammenhängende Probleme (z.B. Häufigkeiten bestimmter Mechanismen bei in vitro gezüchteten Säugerzellen, Verhalten der Kerne mehrkerniger Zellen während des Zellcyclus, der Zellcyclus heteroploider Zellkerne, Verteilung des Chromosomenmaterials bei Reduktionsteilungen) sind jedoch noch offen und sollen in dieser Arbeit untersucht werden.

Ein zum Studium der Mechanismen der Polyploidisierung und somatischen Reduktion besonders geeignetes Objekt unter den Säugern stellt die Erdmaus, *Microtus agrestis*, dar. Der Karyotyp, d.h. die Zahl und die Morphologie der Chromosomen von M. agrestis wurden erstmals von Matthey (1949, 1950) beschrieben und von Wolf, Flinspach, Böhm und Ohno (1965), Hansen-Melander (1965) und Schmid, Smith und Theiler (1965) genauer untersucht. Besonders bemerkenswert sind die Größe und das Verhalten der Geschlechtschromosomen. Das X-Chromosom von M. agrestis ist etwa viermal so groß wie das X-Chromosom des Menschen, das Y von M. agrestis hat die dreifache Größe des menschlichen X. Damit sind die Geschlechtschromosomen der Erdmaus die größten bisher bekannten Chromosomen aller Säugetiere.

Vom Verhalten der Geschlechtschromosomen soll in diesem Zusammenhang erwähnt werden, daß in bestimmten Geweben beide Geschlechtschromosomen im Interphasekern je ein großes heterochromatisches Körperchen (Chromozentrum) bilden. Die Zahl der Chromozentren ist in solchen Zellkernen der Zahl der Chromosomensätze proportional und erlaubt eine rasche orientierende Aussage über die Ploidie des Zellkerns (Pera und Schwarzacher, 1969b).

Unsere Untersuchungen an Gewebekulturen von Epithelzellen und Fibroblasten von M. agrestis ergaben ein breites Spektrum von Heteroploidie in den in vitro gewachsenen Zellen. Entstehung und Verhalten solcher heteroploider Zellen wurden mit den Mitteln der Autoradiographie, Lebendbeobachtung und Cytophotometrie genauer untersucht.

Diese Arbeit ist so angelegt, daß im Ergebnisteil die bei Säugern allgemein vorkommenden Mechanismen der Polyploidisierung und der somatischen Reduktion am Beispiel der Gewebekulturen von M. agrestis überprüft und studiert werden. In der Diskussion soll ein größerer Überblick über das spontane und künstlich hervorgerufene Vorkommen heteroploider Zellen gegeben werden.

# Material und Methoden

## 1. Tiermaterial

Die zur Untersuchung bestimmten Erdmäuse (Microtus agrestis) wurden in Wäldern in der Umgebung von Gießen a. d. Lahn lebend gefangen und meist nur kurze Zeit gehalten, da die Zucht in der Gefangenschaft bisher nicht gelang. Die Tiere wurden mit Äther getötet und die Organe unter sterilen Bedingungen entfernt.

## 2. Einbettung

Für histologische Untersuchungen wurden die Organe in Davidsonscher Flüssigkeit fixiert. Die Paraffinschnitte wurden nach verschiedenen Methoden gefärbt (s. unter 7.).

## 3. Ausstriche von Zellmaterial

Kleine Stücke von frischem Großhirn, Leber und Niere wurden auf Objektträgern gequetscht und ausgestrichen, dann sofort für 30 min in 96%igem Alkohol fixiert und luftgetrocknet. Die Ausstriche wurden mit Orcein oder nach Feulgen gefärbt.

## 4. Zellsuspension

Teile des Gehirns wurden zerkleinert und in McCoys Medium 5a + 15% fetalem Kälberserum suspendiert. Nach verschiedenen Inkubationen und Behandlungen wurden Ausstrichpräparate angefertigt.

## 5. Gewebekultur

Von 20 verschiedenen Tieren wurden Gewebekulturen angesetzt. Peritoneum und Lunge dienten als Ausgangsmaterial für Fibroblastenkulturen. Die Gewebe wurden zerkleinert, mit Hanks-Lösung gespült und meist als sog. Primär-Suspensionskulturen angesetzt. Hierzu wurden die Gewebsstückchen mit 0,25%iger Trypsin-Lösung 10 min bei 37° C inkubiert, dann mit dem Magnetrührer (10 min bei 37° C) eine Zellsuspension hergestellt. Diese Zellsuspension wurde abzentrifugiert und die Zellen nach Spülen in Hanks-Lösung und erneutem Zentrifugieren mit Kulturmedium aufgeschwemmt.

Für Fibroblastenkulturen hat sich Eagles MEM (Minimal Essential Medium der Fa. Difco, Detroit, Michigan, USA) mit einem Zusatz von 15% fetalem Kälberserum + Antibiotika und als Indikator Phenolrot am besten bewährt. Die Zellsuspension wurde in Kulturflaschen gebracht, auf deren Boden Deckgläser lagen. Die Deckgläser waren nicht festgeklebt, da bei früheren Versuchen, sie mit Hühnerplasma o.ä. festzukleben, sich die schwer entfernbare Eiweißschicht auf ihrer Rückseite als sehr störend erwiesen hatte. Die Kulturflaschen durften deshalb, um ein Verschieben der Deckgläser zu vermeiden, nur sehr vorsichtig bewegt werden. Nach dem Anwachsen und Vermehren der Zellen konnten die Deckgläser entfernt und weiterbehandelt werden. Die neben den Deckgläsern am Flaschenboden haftenden Zellen wurden mit Trypsin abgelöst und in eine neue Kulturflasche übertragen. Auf diese Weise war es möglich, die Kultur lange Zeit zu erhalten und auch zu späteren Terminen Untersuchungen vorzunehmen.

Bei der sog. *„Mutterstückkultur"* wurden die Gewebsstückchen mit Hühnerplasma am Flaschenboden festgeklebt und nach dem Antrocknen mit Kulturmedium bedeckt. Die aus den Mutterstücken auswachsenden Zellen wurden nach genügender Vermehrung mit 0,25%iger Trypsinlösung von der Unterlage abgelöst und in Suspension gebracht. Die Weiterverarbeitung der Zellsuspension war die gleiche wie bei Primär-Suspensionskulturen. Aus den Mutterstücken wuchsen nach Zufügen von frischem Medium erneut Zellen aus.

Nierenepithelkulturen wurden stets als Suspensionskulturen angesetzt. Zum Unterschied von den Fibroblastenkulturen benutzten wir als Kulturmedium bei Nierenkulturen McCoys Medium 5a mit 15% fetalem Kälberserum.

Die Kulturdauer betrug bei Fibroblastenkulturen zwischen 6 und 107 Tagen, bei Nierenepithelkulturen zwischen 5 und 43 Tagen.

*Chromosomenpräparate.* Zur Arretierung der Mitosen in der Metaphase wurde den Kulturen 20 μg Colcemid/ml zugesetzt. 2—6 Std danach kamen die Deckgläser für 20—30 min bei 37° C in eine hypotonische Lösung (Hanks-Lösung-A. dest. 1:4), dann in eisgekühltes Fixierungsmittel (Methanol-Eisessig 3:1). Nach 30 min wurden die Zellen sehr rasch an der Luft getrocknet, um eine Spreitung der Chromosomen zu erzielen.

## 6. Autoradiographie

### a) Markierung mit ³H-Uridin

³H-Uridin (NEN), spez. Aktivität zwischen 18,5 und 24,9 μC/Mol, wurde in Konzentrationen von 50 und 100 μC/ml angewandt. Die Inkubationszeit betrug zwischen 3 und 20 min. Anschließend wurden die Präparate mit Methanol-Eisessig 3:1 fixiert.

### b) Markierung mit ³H-Thymidin

³H-Thymidin (NEN), spez. Akt. zwischen 13,9 und 16,6 c/mM, wurde den Kulturen in einer Konzentration von 1—2 µC/ml zugegeben. Ein Teil der Kulturen wurde in verschiedenen Abständen von 10 min bis 8 Std mit Methanol-Eisessig 3:1 (30 min) fixiert. In anderen Kulturen wurden die Deckgläser nach 10 min ³H-Thymidin-Markierung in Hanks-Lösung gespült und in isotopenfreies Medium (ohne Zusatz von „kaltem" Thymidin) übertragen. Die Fixierung erfolgte dann ebenfalls im Abstand von einigen Stunden.

Die markierten Präparate wurden entweder vor der Autoradiographie gefärbt und untersucht (z. B. bei DNS-Messungen) oder sofort mit Stripping-Film (Kokak AR 10) bedeckt und erst nach der Autoradiographie weiter behandelt. Die Expositionszeit der mit Stripping-Film bedeckten Präparate betrug bei mit ³H-Thymidin markierten Kulturen 8—14 Tage, Uridin-Präparate wurden 10—40 Tage exponiert. Nach der Entwicklung des Films wurden die Zellen meist mit Pararosanilin-Methylgrün gefärbt.

## 7. Färbungen

*Pararosanilin-Methylgrün.* Diese von Pera und Wolf (1967) erstmals beschriebene Kombinationsfärbung ist geeignet zur differenzierenden Darstellung der DNS- und RNS-haltigen Zellbestandteile. Ihr Vorzug ist, daß auch Präparate, die mit Stripping-Film beschichtet sind, ohne weiteres gefärbt werden können. Sie besteht aus zwei Stammlösungen, die getrennt anzuwenden sind:

|  |  |
|---|---|
| Pararosanilin (Merck) | 0,2 g |
| Äthanol abs. | 10,0 ml |
| n HCl | 2,0 ml |
| A. dest. | 100,0 ml |

sowie

|  |  |
|---|---|
| Methylgrün (Merck) | 0,4 g |
| A. dest. | 100,0 ml |

Der ursprünglich angegebene Färbevorgang wurde von Sieger, Pera und Schwarzacher (1970) etwas modifiziert: Pararosanilin 10—15 min, kurz spülen in A. dest., differenzieren in 40%igem Alkohol, bis die Nucleoli rot und das Cytoplasma rosa erscheinen; Methylgrün 6 min, eintauchen in A. dest. und lufttrocknen.

Färbeeffekt: Nucleoli rot, Cytoplasma blaßrot, Chromosomen und Heterochromatin blau.

*Diamantfuchsin* (besonders in Chromosomenpräparaten verwendet, da es bei längerer Einwirkung sehr kräftige Färbung der Chromosomen erzielt): Hydrolyse in n HCl, 60° C, 8 min. Abspülen in A. dest., Färben in 0,1%iger wäßriger Diamantfuchsinlösung 5—15 min, aufsteigende Alkoholreihe, Xylol, Einschluß in DePeX.

*Feulgen* (für Untersuchungen des DNS-Gehalts): Hydrolyse in n HCl, 60° C, 12 min, kurz in A. dest. spülen, Schiffsches Reagens $1^1/_2$ Std, $SO_2$-Wasser $3 \times 5$ min, spülen in Leitungswasser, A. dest., lufttrocknen.

*Orcein* (für Ausstriche): 2%ige Orcein-Lösung in 50%iger Essigsäure, 5 min, aufsteigende Alkoholreihe, Einschluß in DePeX.

Für *Paraffinschnitte* wurden verschiedene Färbungen angewandt: Azan, Feulgen, Feulgen-Lichtgrün, Hämatoxylin-Eosin, Pararosanilin-Methylgrün, Trichromfärbung.

## 8. Lebendbeobachtung

Kulturkammer: Sykes-Moore Tissue Culture Chamber (Fa. Bellco, Vineland, N.J.). Als Heiztisch wurde ein zur Kulturkammer passender, von Messingröhrchen durchzogener Zinnblock verwendet, dessen Maße auf die Dimensionen des Mikroskopkreuztisches abgestimmt waren. Der Heiztisch wurde mit Wasser von konstanter Temperatur (38° C) durchströmt und gegen die Umgebung isoliert. Die Kulturkammer ließ sich auch während der Beobachtung mit Kulturmedium durchströmen, so daß die Lebendbeobachtung unter dem Mikroskop lange Zeit hindurch möglich war. Auf dem gleichen Weg konnte man die Zellen unter dem Mikroskop fixieren. Durch die Reproduzierbarkeit der Einstellung anhand der Koordinaten des Kreuztisches konnten parallel mehrere Zellen in verschiedenen Arealen verfolgt werden.

Zur weiteren Behandlung wurden die beobachteten Gesichtsfelder mit Tusche markiert und dann das bewachsene Deckglas der Kammer entfernt.

### 9. Cytophotometrische Messungen

Der Farbstoffgehalt feulgengefärbter Zellkerne (= relativer DNS-Gehalt) wurde in Arbeitseinheiten am integrierenden Mikrodensitometer nach Deeley (1955) der Fa. Barr & Stroud, Glasgow, Schottland, gemessen. Vor der Messung wurden Übersichts- (800fach) und Einzelaufnahmen (2000fach) der zu untersuchenden Kerne angefertigt, um ihre Morphologie und Lokalisation festzuhalten. Die Messungen erfolgten bei einer Wellenlänge von 540 nm.

Als Anhalt für die Zuordnung von gemessenen Arbeitseinheiten zur Ploidie der Kerne wurde in jedem Präparat der Durchschnitt des relativen DNS-Gehalts von 20 vermutlich diploiden Rekonstruktionskernen als 2c bezeichnet und der Durchschnitt von 20 Prophasekernen als 4c. War eine Markierung mit $^3$H-Thymidin vorausgegangen, wurden die vorher gemessenen Kerne nach der Autoradiographie auf ihre Markierung untersucht.

### 10. Bestimmung der Cyclusdauer

Die Dauer der einzelnen Zellcyclusperioden von M. agrestis wurde durch Kombination von Cytophotometrie und Autoradiographie ermittelt. Als durchschnittliche Dauer der G 2-Periode ist die Zeit anzusehen, die zwischen dem Zeitpunkt einer Markierung mit $^3$H-Thymidin und demjenigen Zeitpunkt verstreicht, zu dem 50% aller Mitosen markiert sind. Die Dauer der übrigen Cyclusperioden ist dann aus ihrem prozentualen Anteil, der durch DNS-Messung (G 1 = 2c, G 2 = 4c) und Markierung (S = markiert) zu ermitteln ist, zu errechnen.

### 11. Bestimmung der Position der Chromozentren

Um die Position der in Interphasekernen sowie in Mitosen (Prophase und Rekonstruktionsphase) sichtbaren Geschlechtschromosomen festzulegen, wurde mit einem Goniometerocular der Winkel der beiden Geraden zwischen dem Kernmittelpunkt und je einem der Chromozentren bestimmt (Abb. 1). Dies ist dadurch möglich, daß die untersuchten Zellkerne meist annähernd rund sind, und die Chromozentren in fast allen Kernen unmittelbaren Kontakt zur Kernmembran haben.

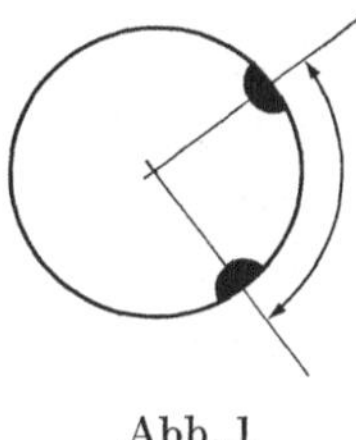

Abb. 1

### 12. Mikroskope und Filmmaterial

Die mikroskopischen Untersuchungen wurden mit dem Photomikroskop und dem Photomikroskop II der Fa. Zeiss durchgeführt.

Für die Lebendbeobachtungen benützte ich als Filmmaterial KB 17 (Adox), für alle übrigen Aufnahmen Agepe (Agfa-Gevaert) oder KB 14 (Adox).

# Ergebnisse

## I. Bestimmung der Ploidie einer Zelle (Allgemeine Bemerkungen)

Der Darstellung der eigenen Untersuchungsergebnisse möchte ich eine Übersicht über die Möglichkeiten zur Bestimmung der Ploidie voranstellen.

Die Zahl der Chromosomensätze einer Zelle kann durch Auszählen der Chromosomen und Aufstellung eines Karyogramms bestimmt werden. Dies ist natürlich nur möglich, wenn die betreffende Zelle in eine Mitose eintritt.

Für Untersuchungen der Ploidie von Interphasekernen kann der DNS-Gehalt und die Zahl und Größe bestimmter Markiererstrukturen benützt werden. Hierzu bieten sich vor allem heterochromatische Chromosomen an, die sich nicht wie die euchromatischen Chromosomen nach der Mitose entsprialisieren, sondern auch in der Interphase des Zellcyclus kondensiert bleiben (Heitz, 1929, 1933). Ein grober Anhaltspunkt für den Ploidiegrad ist ferner die Kerngröße (Hertwig, 1908; Heidenhain, 1912; Jacobj, 1925). Hierzu ist allerdings zu bemerken, daß die Kerngröße nicht allein von der Zahl der Chromosomen abhängt; auch die Größe der Chromosomen, der Wasser-, Protein- und Ribonucleinsäuregehalt des Kerns spielen eine so wichtige Rolle, daß echtes Wachstum des Kerns völlig unabhängig von der DNS-Synthese erfolgen kann (z. B. Geitler, 1953; Grundmann, 1964; Bucher, 1967). Die seit langem bekannte Beziehung zwischen Kernvolumen und Stoffwechselaktivität des Kerns wurde von Benninghoff (1950) „funktionelles Kernödem" genannt. Eine gewisse Abhängigkeit von der Ploidie des Kerns zeigen schließlich die Zahl und die Größe der Nucleolen (Parmenter, 1926; Nadal und Zajdela, 1967; Bloom, 1969).

Bei der DNS-Bestimmung von Interphasekernen ist das Stadium des Zellcyclus zu berücksichtigen. Nach Howard und Pelc (1953) wird die Interphase („Ruhekern" nach Flemming, 1880) in ein Präsynthesestadium (G1-Periode), eine Periode der DNS-Synthese (S-Periode) und ein Postsynthesestadium (G2-Periode) eingeteilt (s. Abb. 9, S. 18). Die S-Periode dauert, unabhängig von der Species, Zellart, Ploidie und Chromosomenzahl, bei Säugern und Vögeln ziemlich konstant 6 bis 8 Std (Cameron, 1964), während die übrigen Stadien, ganz besonders die G1-Periode, starken Schwankungen unterliegen. Entsprechend den großen zeitlichen Schwankungen variieren in wachsenden Geweben auch die Häufigkeiten von Zellkernen in bestimmten Cyclusstadien. Da die DNS des Zellkerns, d. h. der Chromosomen, sich im Verlauf der S-Periode verdoppelt, enthalten Kerne in der G2-Periode die doppelte DNS-Menge wie Kerne in der G1-Periode.

Die Ploidie eines Kerns läßt sich also nicht ohne weiteres am DNS-Gehalt allein ablesen, denn ein diploider Zellkern nach der DNS-Replikation (= Verdoppelung) zeigt denselben DNS-Gehalt wie ein tetraploider Kern vor der S-Periode; ein triploider Kern der G1-Periode kann den gleichen Wert wie ein diploider Kern während der DNS-Synthese aufweisen. Eine für diploide Zellkerne eines schnell wachsenden Gewebes typische Häufigkeitsverteilung des relativen DNS-Gehalts wird in Abb. 2 gezeigt. Der erste Gipfel der Kurve bei „2c" entspricht den Kernen der G1-Periode. Wegen der verhältnismäßig langen Dauer der G1-Periode finden sich in einer nicht-synchronisierten Kultur besonders viele Kerne mit diesem DNS-Gehalt. Das zweite Maximum wird von den Kernen der G2-Periode gebildet, die die DNS-Synthese bereits durchlaufen haben. Die zwischen diesen beiden Maxima liegenden Kerne gehören der S-Periode an; sie liegen je nach der Menge der neusynthetisierten DNS oder — gleichbedeutend — nach der Zeit, die sie sich in der S-Periode befinden, mehr in der Nähe des G1- oder des G2-Gipfels oder dazwischen. Diese Gleichsetzung ist statthaft, da die Menge an neu-

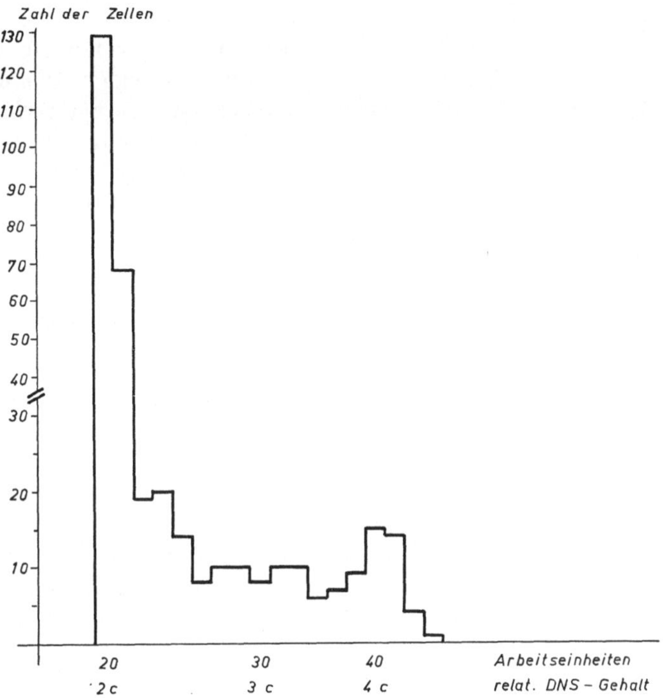



Abb. 2. Häufigkeitsverteilung von 413 diploiden Zellkernen aus einer Nierenepithelkultur von ♀ Microtus agrestis nach ihrem relativen DNS-Gehalt

synthetisierter DNS pro Zeiteinheit während der S-Periode annähernd konstant ist (Schwarzacher und Schnedl, 1965b).

Wie aus diesen Befunden hervorgeht, darf die Ploidie eines Zellkerns also nicht aufgrund des DNS-Gehalts definiert werden, sondern allein nach der Zahl der Chromosomen, die in der nächsten Mitose auftreten (Patau und Das, 1961). Somit dürfen die beiden Tochterkerne (je 2c) einer diploiden Mutterzelle sowenig als haploid bezeichnet werden wie ein diploider Kern der G2-Periode (4c) gegenüber einem diploiden G1-Kern (2c) tetraploid genannt werden darf (z.B. Mittwoch, Lele und Webster, 1965).

Nur in Verbindung mit anderen Kriterien vermag die DNS-Messung die Ploidie mit hinreichender Genauigkeit anzugeben. So repräsentiert das Sexchromatinkörperchen des Menschen und vieler Säuger im allgemeinen einen diploiden Chromosomensatz, tetraploide Zellkerne können zwei Sexchromatinkörperchen zeigen (Näheres über das Sexchromatin in polyploiden Zellen s. Bassermann, 1957; Klinger und Schwarzacher, 1958; Mittwoch, Atkin und Ellis, 1963; Schwarzacher, 1966a und b; Edwards, Yuncken, Rushton, Richards und Mittwoch, 1967).

Als sicherster Weg zur Bestimmung der Ploidie in Interphasekernen darf die Kombination von Cytophotometrie der DNS, Autoradiographie mit ³H-Thymidin und, wenn heterochromatische Markerchromosomen vorhanden sind, die Bestimmung der Zahl der Chromozentren angesehen werden. Durch kurzfristige Behand-

lung einer Kultur mit [3]H-Thymidin werden alle Kerne, die sich gerade in der
S-Periode befinden, markiert. Damit lassen sich triploide G1-Kerne (3c, unmarkiert) von diploiden S-Kernen (ca. 3c, markiert) unterscheiden. Die Markierungsmuster von Zellen der späten S-Periode, in denen nur die heterochromatischen
Chromosomen markiert sind (ob sie nun als Chromozentren sichtbar sind oder
nicht) ergeben eine weitere Differenzierungsmöglichkeit. Über Einzelheiten der
Markierungsmuster in der frühen, mittleren und späten S-Periode wird in einem
späteren Abschnitt berichtet.

## II. Chromosomen, Zellcyclus und Ploidiebestimmung bei Microtus agrestis

### 1. Karyotyp

Der diploide Chromosomensatz von Microtus agrestis besteht aus 50 Chromosomen (Abb. 3a—d). Von diesen Chromosomen sind nur drei Chromosomenpaare
morphologisch eindeutig identifizierbar, nämlich das Autosom Nr. 1 , welches mehr
als 20% länger ist als das nächstkleinere Autosom (Schmid, 1967), das kleinste
Autosomenpaar Nr. 24, welches sich von den übrigen Autosomen dadurch unterscheidet, daß es sein Centromer nicht wie diese an der Spitze („akrozentrisch"),
sondern in der Mitte des Chromosoms („metazentrisch") hat; das dritte, am leich-
testen erkennbare Chromosomenpaar bilden die Geschlechtschromosomen (= Go-
nosomen, Heterosomen).

### 2. Geschlechtschromosomen

Nach den Untersuchungen von Matthey (1950), Hansen-Melander (1965), Wolf
et al. (1965) und Schmid et al. (1965) zeigen große Abschnitte der Geschlechtschromosomen von M. agrestis in ihrem Kondensationsverhalten während der
Interphase und frühen Prophase deutliche Unterschiede zu den Autosomen und
zu einem kleinen Teil eines der beiden X-Chromosomen des Weibchens bzw. des
X-Chromosoms des Männchens. Dieses „heteropyknotische" (Gutherz, 1907) Verhalten (Abb. 8, S. 17) ist eines der Kennzeichen „heterochromatischer" (Heitz,
1928 und 1929) Chromosomen oder Chromosomenabschnitte. Weiterhin unterscheidet sich Heterochromatin vom „Euchromatin" noch durch die genetische
Inaktivität und eine verspätete DNS-Replikation. Auch die letztgenannten Kriterien treffen für große Abschnitte der Geschlechtschromosomen von M. agrestis zu.

### a) Heteropyknose

*a 1) Heteropyknose in verschiedenen Zelltypen*

Die Kondensation (bzw. die fehlende Entspiralisierung) großer Teile des Geschlechtschromosomen in der Interphase führt im typischen Fall zum Auftreten
großer Chromozentren (Abb. 5a u. b., S. 16). Große Chromozentren finden sich
zwar in beiden Geschlechtern — also nicht, wie das Sexchromatinkörperchen
des Menschen, nur im weiblichen Geschlecht —, jedoch nicht in allen Zelltypen (Hansen-Melander, 1965; Schmid et al., 1965).

Praktisch in allen Nerven- und Gliazellen vorkommend (Abb. 4), sind große
Chromozentren in Zellkernen von Nierenepithelkulturen in ca. 80%, in Leberzellkernen (Abb. 18) und in Fibroblasten (Abb. 7) überhaupt nicht anzutreffen.

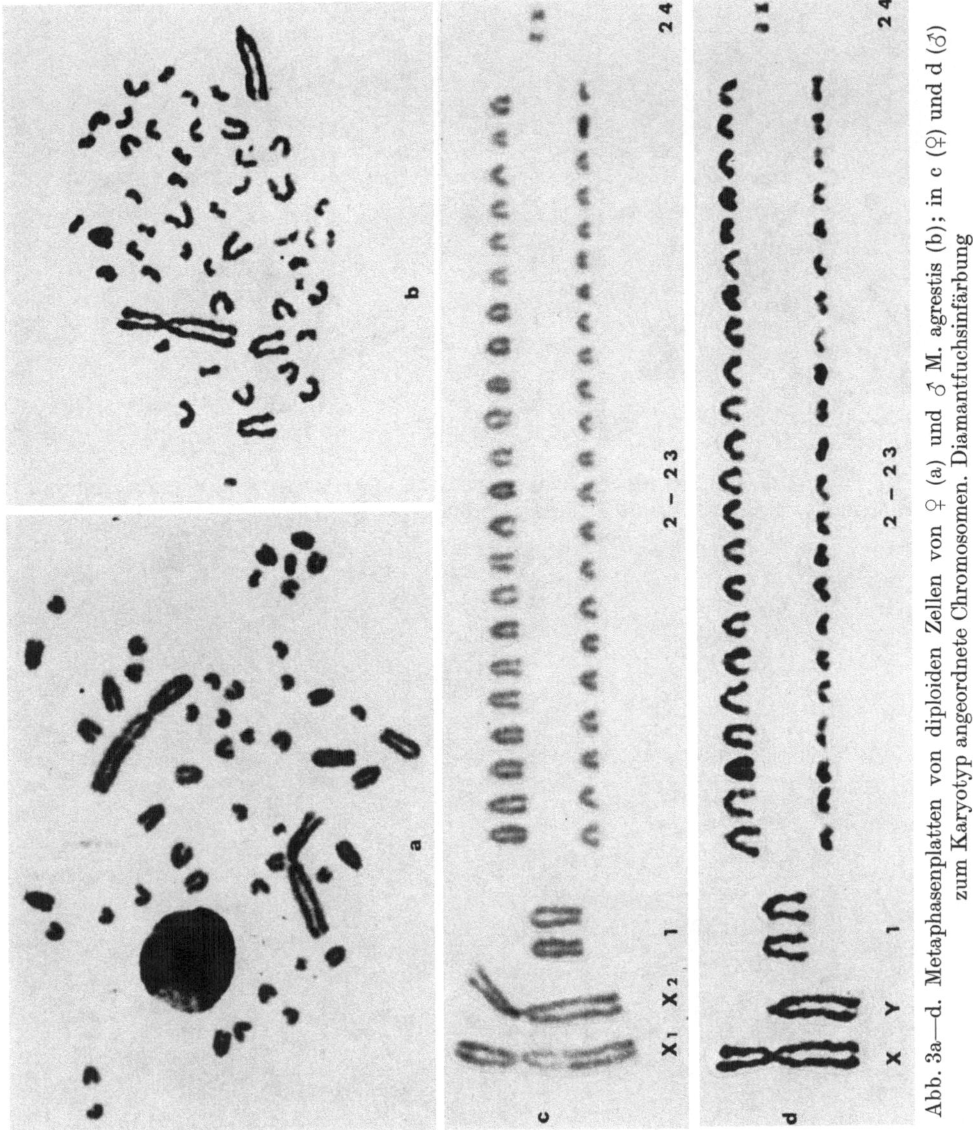

Abb. 3a—d. Metaphasenplatten von diploiden Zellen von ♀ (a) und ♂ M. agrestis (b); in c (♀) und d (♂) zum Karyotyp angeordnete Chromosomen. Diamantfuchsinfärbung

In Nierenepithelkulturen, die normalerweise durch deutliche Chromozentren in den Zellkernen gekennzeichnet sind, finden wir auch einen gewissen Anteil an Kernen, deren Struktur keinen eindeutigen Anhalt für ihre Ploidie erkennen läßt. In Abb. 5 sind die verschiedenen Typen der Heterochromatinstruktur in Nierenepithelzellen und die gefundenen Häufigkeiten zusammengestellt.

Unabhängig vom Auftreten großer Chromozentren ist das Vorkommen von kleinen heterochromatischen Körperchen, die in Form und Größe dem menschlichen Sexchromatin gleichen (Abb. 6 und 7) und nur im weiblichen Geschlecht

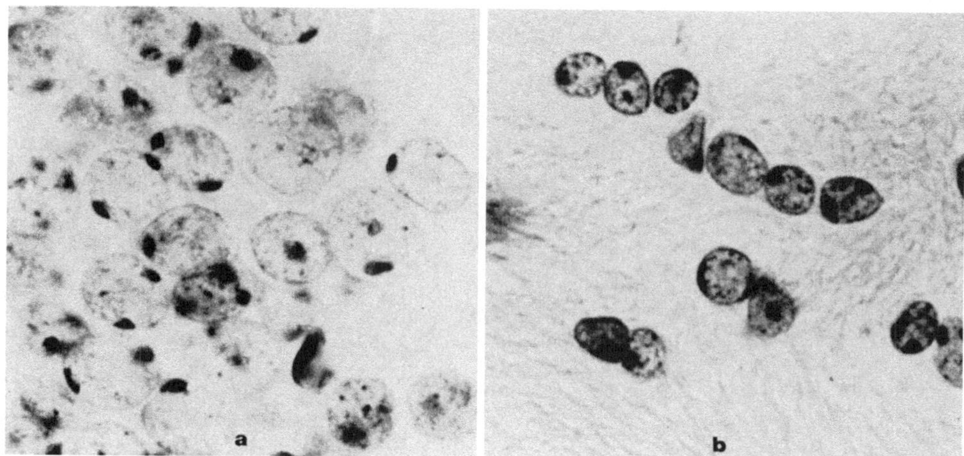

Abb. 4a u. b. Zellkerne aus dem Großhirn von ♀ M. agrestis mit großen Chromozentren.
Paraffinschnitt, Schnittdicke 10 μ. Feulgenfärbung. a Nervenzellkerne, b Gliazellkerne

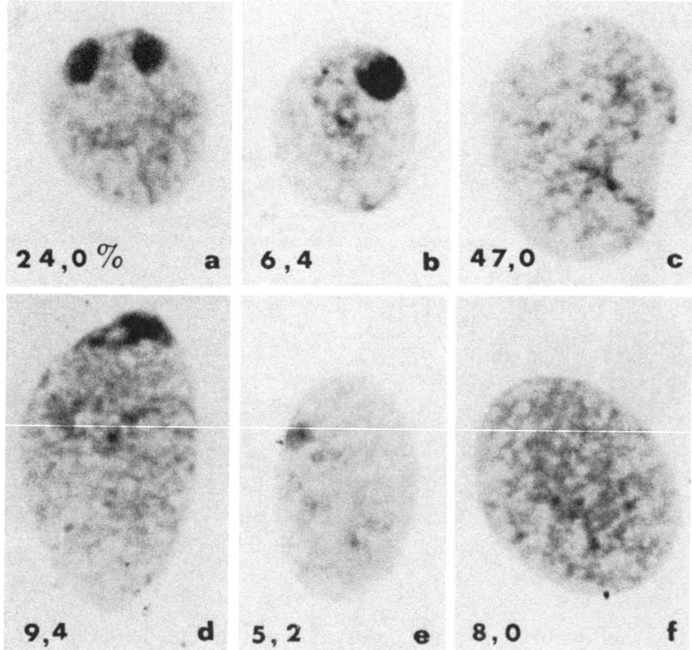


Abb. 5a—f. Nierenepithelzellkerne von weiblichen M. agrestis. Beispiele für unterschiedliche
Struktur und Lage des Heterochromatins in Interphasekernen. Feulgenfärbung. a 2 kompakte
Chromozentren, isoliert, b 1 doppelt großes, kompaktes Chromozentrum, c 2 aufgelockerte
Chromozentren, d 2 eng benachbarte aufgelockerte Chromozentren, e Kern mit Sexchromatin,
f Zellkern ohne sichtbares Heterochromatin. Die Prozentzahlen geben die Häufigkeiten der
Kerntypen in einer Stichprobe von 1000 Zellkernen einer Nierenepithelkultur
von ♀ M. agrestis an

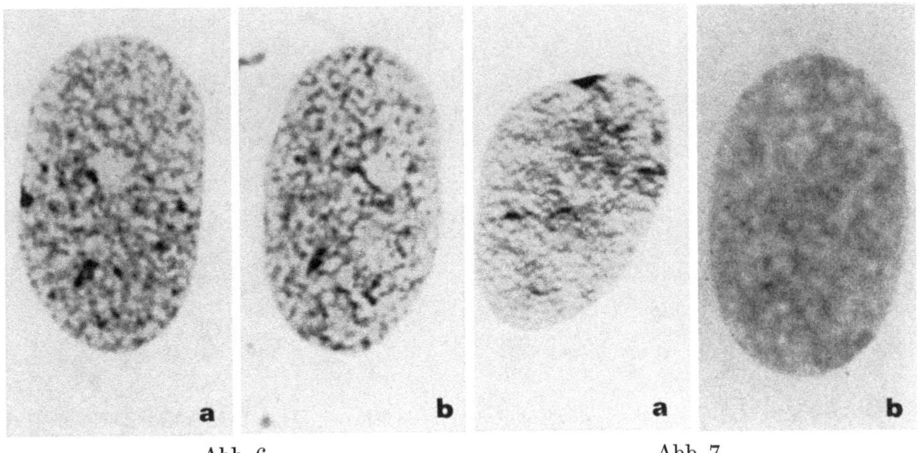


Abb. 6                                    Abb. 7

Abb. 6a u. b. Menschliche Fibroblasten (♀) mit (a) und ohne (b) Sexchromatin. Diamantfuchsinfärbung.

Abb. 7a u. b. Fibroblasten von ♀ M. agrestis mit (a) und ohne (b) Sexchromatin. Feulgenfärbung

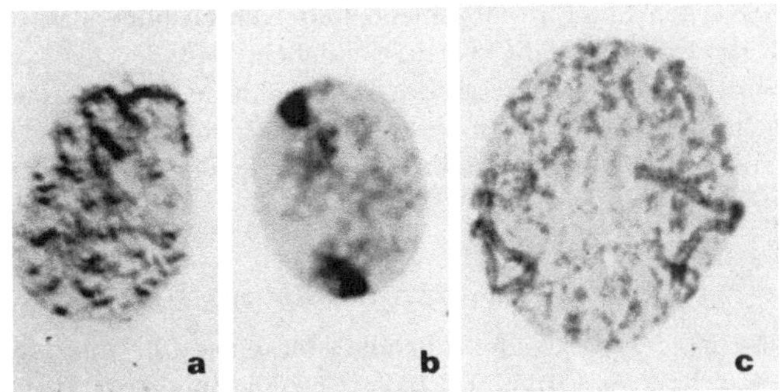


Abb. 8a—c. Zellkerne aus Nierenepithelkulturen von ♀ M. agrestis mit heteropyknotischem
Verhalten der heterochromatischen Abschnitte der Geschlechtschromosomen in der Rekonstruktionsphase (a), Interphase (b) und Prophase (c). In der Rekonstruktionsphase sind nur
einzelne Chromatiden sichtbar, in der Prophase ist die Doppelchromatidstruktur erkennbar.
Feulgenfärbung

zu finden sind. Dieses „Sexchromatin" finden wir auch in Zelltypen ohne große
Chromozentren (z. B. Fibroblastenkulturen) in etwa 30—50% der Zellen, also der
gleichen Häufigkeit wie in vergleichbaren menschlichen Zellen.

### a2) Heteropyknose während des Zellcyclus

In Nierenepithelkulturen, in denen sich Kerne mit und ohne große Chromozentren befinden können, ist die Ausbildung von Chromozentren nicht an ein
bestimmtes Cyclusstadium geknüpft. Abb. 8 zeigt ein positives heteropyknotisches
Verhalten der Geschlechtschromosomen kurz nach der Zellteilung, in der Interphase und in der Prophase.

                                    F. Pera:

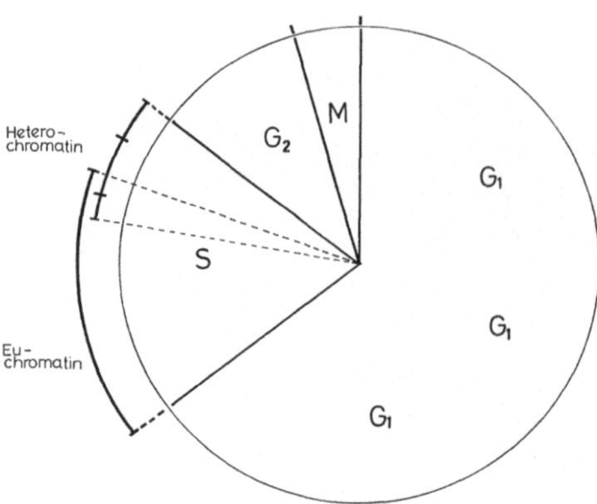



Abb. 9. Schematische Darstellung des Zellcyclus. M = Mitose; G 1 = Präsyntheseperiode; S = DNS-Syntheseperiode; G 2 = Postsyntheseperiode. Darstellung der unterschiedlichen Synthesezeit von Eu- und Heterochromatin

Wie frühere Untersuchungen an Nierenepithelkulturen von M. agrestis gezeigt haben, findet sich in jedem der drei Interphasestadien des Zellcyclus das gleiche Verhältnis von Kernen mit Chromozentren und Kernen ohne sichtbare Chromozentren (Pera, 1969b). Dies läßt darauf schließen, daß der in einem einzelnen Zellkern gegebene Kondensationsgrad des Heterochromatins während des ganzen Zellcyclus beibehalten wird, daß also das Verschwinden sichtbarer Heterochromatinstrukturen nicht durch den Eintritt der Zelle in ein anderes Cyclusstadium (z.B. in die S-Periode) bedingt ist.

### b) Späte DNS-Replikation

In der Mitose werden die beiden Chromatiden eines Chromosoms geteilt und jede Tochterzelle erhält ein Chromatid jedes Chromosoms. Die Wiederherstellung der Doppelchromatidstruktur findet in der S-Periode des Zellcyclus statt (Abb. 9). Dies wird deutlich beim Vergleich eines Zellkerns kurz nach der Mitose (ein Chromatid) mit einem Kern in der Prophase, in der die Doppelchromatidstruktur des Geschlechtschromosomen bereits sichtbar wird (Abb. 8a u. c., S. 17).

Nicht alle Chromosomen synthetisieren gleichzeitig; an einigen Chromosomen vollzieht sich die DNS-Synthese früher als an anderen. Ebenso ist der Abschluß der DNS-Synthese in einigen Chromosomen früher erreicht als in anderen. Der Beginn und das Ende der DNS-Synthese in jedem Chromosom lassen sich durch Einbau von Tritium-Thymidin verfolgen. Autoradiographische Untersuchungen mit ³H-Thymidin an Metaphasechromosomen von M. agrestis (Wolf et al., 1965; Schmid et al., 1965; Schmid, 1967) und an Zellkernen, die sich gerade in der S-Periode befinden (Pera und Wolf, 1967; Pera, 1968; Schmid und Leppert, 1969), haben gezeigt, daß die Geschlechtschromosomen ein gegenüber den Autosomen verändertes Replikationsverhalten zeigen.

Ein Viertel des einen X-Chromosoms des Weibchens (X1) und ebenso ein Viertel des X-Chromosoms des Männchens beginnt die DNS-Synthese zusammen

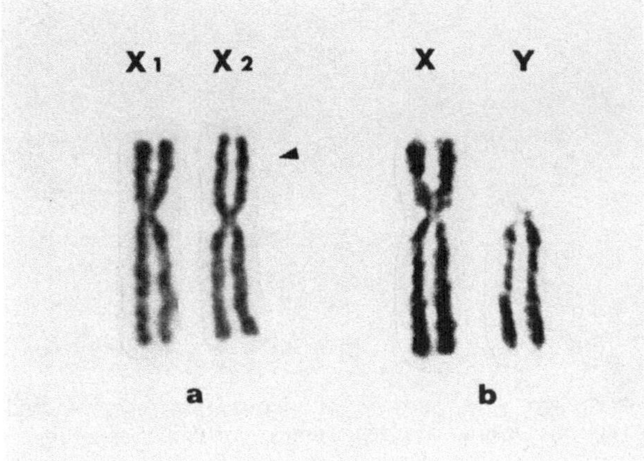

Abb. 10a u. b. Geschlechtschromosomen von weiblichen (a) und männlichen (b) M. agrestis. Chromatidenspreizung der kurzen Arme des X1 (♀) bzw. X (♂), Chromatidapposition am X2 des ♀ (Pfeil)

mit den Autosomen. Die Synthese dieses Viertels wird noch vor dem Ende der S-Periode beendet. Dieses „frühreplizierende" Viertel des X-Chromosoms verhält sich wie die Autosomen, ist auch nicht heteropyknotisch, und wird deshalb als „euchromatischer X-Anteil" bezeichnet. Es entspricht, auch in der Größe, dem „aktiven" X-Chromosom des Menschen.

An homologer Stelle des zweiten X-Chromosoms (X2) des Weibchens befindet sich ein Chromosomenmaterial, welches die Synthese viel später als das Euchromatin beginnt, nämlich erst, nachdem 60% der Gesamtsynthesezeit verstrichen ist. Es synthetisiert aber ebenfalls nicht bis zum Ende der S-Periode, sondern nur bis etwa 90% der gesamten S-Periode. Wir haben dieses Viertel auf dem X2 als „Sexchromatinanteil" bezeichnet (Pera und Wolf 1967), da es in einem Teil der Zellen, die keine großen Chromozentren besitzen, das „Sexchromatin"-Körperchen bildet.

Im Metaphasestadium kann man die beiden X-Chromosomen des Weibchens auch durch die von Schmid (1967) beschriebene „Chromatid-Apposition" der kurzen Arme des X2 unterscheiden. Die euchromatischen kurzen Arme des X1 sind oft etwas gespreizt, die heterochromatischen kurzen Arme des X2 liegen mehr parallel (Abb. 10).

Der Sexchromatin-Anteil fehlt, wie ein Blick auf den männlichen Karyotyp (Abb. 10 und Abb. 3, S. 15) zeigt, dem Y-Chromosom des Männchens.

Ein vom euchromatischen X-Anteil und vom Sexchromatin-Anteil sich unterscheidendes Chromosomenmaterial bildet den Rest der Geschlechtschromosomen, also $^3/_4$ beider X-Chromosomen und das ganze Y-Chromosom. Diese Chromsomensegmente synthetisieren als Letzte in der S-Periode; sie beginnen sie erst nach etwa 70% der S-Periode und synthetisieren noch, wenn alle anderen Chromosomen die Synthese abgeschlossen haben (s. Abb. 13, S. 21).

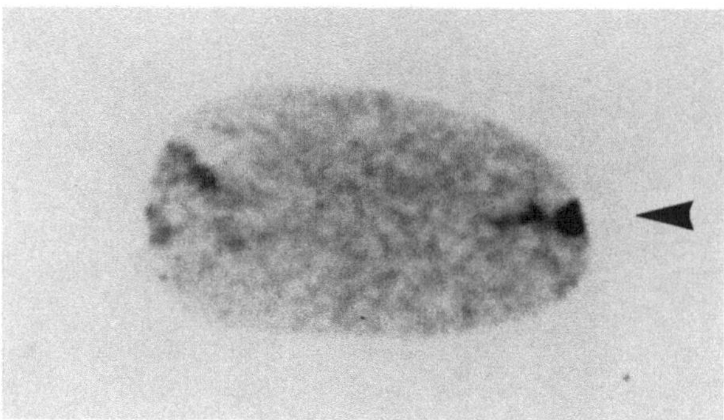

Abb. 11. Interphasekern von ♀ M. agrestis mit deutlichem Sexchromatinkörperchen und zwei fadenförmigen Chromozentren, von denen eines mit dem Sexchromatin Kontakt hat. Feulgenfärbung

Wir nannten diese Anteile in weiblichen Zellen zunächst ganz allgemein „spätreplizierendes X-Material" (Pera und Wolf, 1967; Pera, 1968), schließen uns heute jedoch der Bezeichnung von Schmid (1967) „konstitutives" oder „strukturelles Heterochromatin" an, mit der er den Unterschied zum „Sexchromatinanteil" („fakultatives Heterochromatin") verdeutlichte. Beim Replikationsverhalten der strukturellen Heterochromatins beider X-Chromosomen ist noch bemerkenswert, daß ein Teil des X2 etwa 3 min länger synthetisiert als das X1.

Die Chromozentren der Interphasekerne werden vom konstitutiven Heterochromatinanteil der Geschlechtschromosomen gebildet; beim Weibchen kann der Sexchromatinanteil Teil eines der Chromozentren sein, er kann auch etwas isoliert liegen, doch stets in unmittelbarer Nähe eines der großen Chromozentren (Abb. 11).

*b 1) Replikationsmuster der Interphasekerne von weiblichen Microtus agrestis*

Aufgrund des unterschiedlichen Replikationsverhaltens lassen sich bei weiblichen M. agrestis die Zellkerne der S-Periode (nach kurzzeitiger Markierung mit $^3$H-Thymidin und sofortiger Fixierung) in sieben Stadien einteilen (Abb. 12): Im Stadium a synthetisiert nur das Euchromatin, einchließlich des euchromatischen X-Anteils, die Chromozentren und der Sexchromatinanteil bleiben von der Markierung ausgespart. In Fibroblastenkernen ohne Chromozentren sind zwei Markierungsaussparungen sichtbar, eine davon im Bereich des Sexchromatinkörperchens. Im Stadium b beginnt der Sexchromatinanteil mit der Synthese, das Sexchromatinkörperchen wird markiert, die Hauptmasse der Chromozentren ist jedoch noch ausgespart. Stadium c ist der Beginn der Synthese des konstitutiven Heterochromatin-Anteils, neben dem Euchromatin und Sexchromatin sind nun auch die Chromozentren markiert. Das Stadium d ist gekennzeichnet durch eine deutlich stärkere Markierung der Chromozentren gegenüber dem Euchromatin, welches im Stadium e seine Synthese vollständig abgeschlossen hat; im Stadium e sind nur mehr Chromozentren und das Sexchromatin markiert. Das Sexchromatin hat im Stadium f die Synthese beendet, deshalb erscheint in diesem Stadium ein kleines Stück eines der beiden Chromozentren unmarkiert. Kerne im Stadium g werden

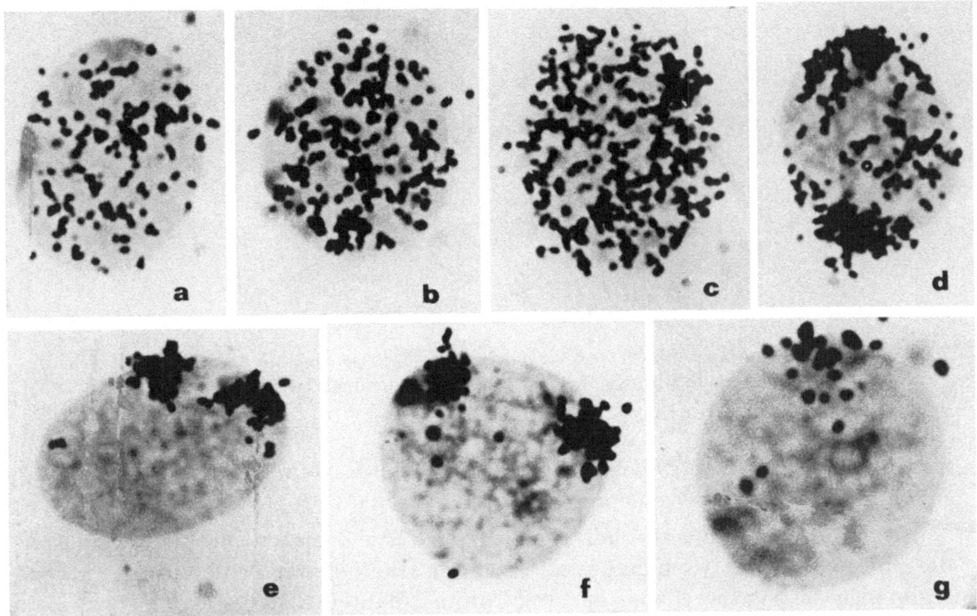

Abb. 12a—g. ³H-Thymidin-Markierungsmuster von ♀ M. agrestis in den verschiedenen Stadien der DNS-Syntheseperiode. Nähere Beschreibung siehe Text. Feulgenfärbung

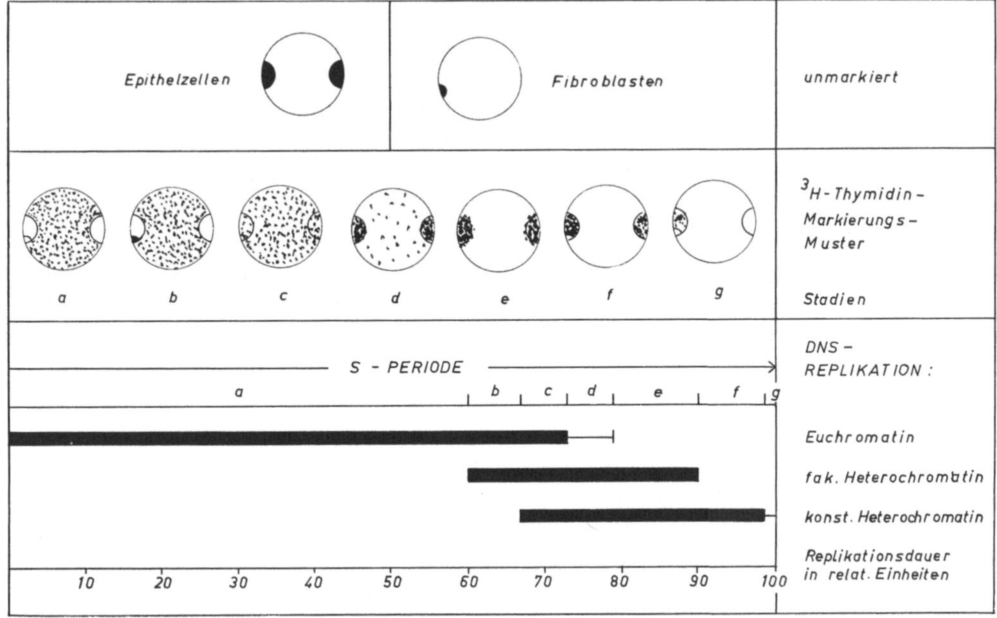



Abb. 13. Schematische Darstellung des DNS-Syntheseablaufs bei weiblichen Microtus agrestis. Oben: Epithelzellkern mit zwei großen Chromozentren, Fibroblastenkern mit Sexchromatin, beide in unmarkiertem Zustand. Mitte: ³H-Thymidin-Markierungsmuster von Epithelzellen und Fibroblasten in den verschiedenen Stadien der S-Periode. Unten: Synthesedauer der drei Chromatinanteile in relat. Einheiten

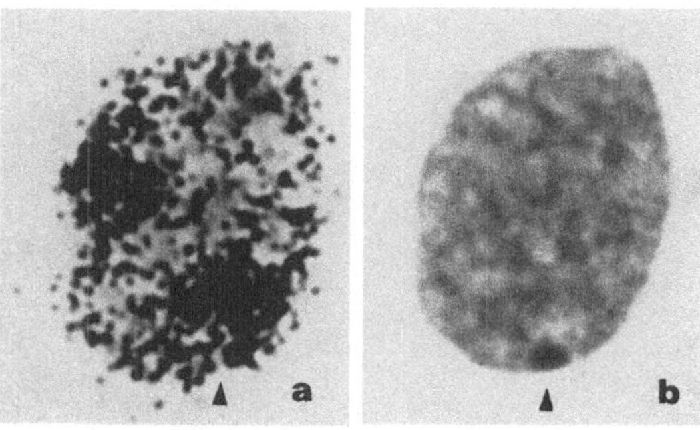


Abb. 14a u. b. Fibroblastenkern von weiblichen M. agrestis nach Markierung mit Tritium-Thymidin. Stadium f: a vor, b nach Entfernung der Silberkörner

wegen der kurzen Dauer dieses Stadiums nur selten gefunden; eine Markierung findet sich hier nur über einem Teil eines der beiden Chromozentren.

In der Abb. 13 sind die bei ♀ M. agrestis beobachteten Markierungsmuster der S-Periode schematisch dargestellt. Aus den Häufigkeiten der einzelnen Stadien ergibt sich die Synthesedauer der drei Chromatinanteile.

Die in Abb. 12 und 13 angegebene Reihenfolge der Markierungsmuster, also Stadium a am Anfang, Stadium g am Ende der S-Periode, wurde durch Messungen des relativen DNS-Gehalts von markierten feulgengefärbten Zellkernen vor der Autoradiographie ermittelt (Pera, 1968). Der DNS-Gehalt eines Zellkerns, der nach der Autoradiographie das Markierungsmuster a zeigte, war etwa um die Hälfte geringer als der eines Kerns mit den Markierungsmustern f oder g. Kerne im Stadium a zeigten denselben oder einen etwas höheren DNS-Gehalt als unmarkierte Kerne der G1-Periode, ebenso unterschieden sich Kerne mit Markierungsmuster g im DNS-Gehalt fast nicht von unmarkierten G2-Kernen. Auch die dazwischenliegenden Stadien ließen sich aufgrund ihres anwachsenden DNS-Gehalts in eine fortlaufende Reihe bringen.

Unsere Befunde zeigen, und dies soll besonders hervorgehoben werden, daß das Heterochromatin, sowohl das fakultative als auch das konstitutive, seine DNS-Synthese in kondensiertem Zustand vollziehen kann.

Die gleichen Markierungsmuster wie in Epithelzellkernen mit großen Chromozentren fanden wir auch in *Fibroblastenkernen* ohne solche große Chromozentren (Pera und Wolf, 1967). Dies zeigt einerseits, daß die Kondensation von Chromosomenabschnitten allein nicht für die späte DNS-Replikation verantwortlich gemacht werden kann, und andererseits, daß gerade das am spätesten replizierende Chromosomenmaterial, das konstitutive Heterochromatin, bei Fibroblasten nicht kondensiert ist, während das auch bei Fibroblasten kondensierte Chromatin, der Sexchromatinanteil, seine DNS-Synthese früher beendet. Die Markierungsmuster von Fibroblasten sind schematisch in Abb. 13 eingezeichnet, die Häufigkeit der einzelnen Stadien unterscheidet sich nicht von der in Epithelzellen. In Abb. 14 ist das für Fibroblasten weiblicher M. agrestis besonders typische Stadium f wiedergegeben, in dem das kondensierte Sexchromatin von der Markierung ausgespart ist, während die Markierungszentren über nicht-kondensiertem Chromatin liegen.

*b2) Replikationsmuster der Interphasekerne männlicher M. agrestis*

Von männlichen M. agrestis sind von Wolf et al., 1965, und Schmid et al., 1965, die Markierungsmuster von Chromosomen im Metaphasestadium beschrieben worden. Die Replikationsmuster von Interphasekernen wurden bisher noch nicht untersucht.

Wegen des Fehlens des Sexchromatinanteils am Y-Chromosom und damit eines fakultativen Heterochromatins, welches sich sowohl vom Euchromatin als auch vom konstitutiven Heterochromatin unterscheidet, sind beim Männchen von M. agrestis von vornehrein nicht so vielgestaltige Markierungsmuster der Interphasekerne zu erwarten wie beim Weibchen.

Zellkulturen von ♂ M. agrestis wurden mit ³H-Thymidin markiert und nach 10 min Inkubation fixiert. Die nach der Autoradiographie ermittelten Markierungsmuster von Zellkernen in den verschiedenen Stadien der S-Periode und die Häufigkeiten der einzelnen Markierungsmuster sind in Abb. 15 zusammengestellt.

Die ³H-Thymidin-Markierungsmuster von Interphasekernen männlicher M. agrestis zeigen eine große Ähnlichkeit mit denen weiblicher Tiere. Es lassen sich fünf Stadien unterscheiden, die die Bezeichnungen a—e erhalten haben. Diese Beobachtungen zeigen, daß M. agrestis auch im männlichen Geschlecht in Interphasekernen der S-Periode mehrere unterscheidbare Markierungsmuster aufweist.

Die Markierungsmuster, durch die die S-Periode im weiblichen Geschlecht in sieben, im männlichen Geschlecht in fünf Stadien eingeteilt werden kann, erlauben eine genaue zeitliche Zuordnung der Zellkerne der S-Periode.

Da das Markierungsmuster eines Zellkerns, wenn er nicht gleich fixiert, sondern in isotopenfreies Medium übertragen wird und hier weiter leben kann, auch in anderen Stadien des Zellcyclus und nach der Mitose in den Tochterzellen erhalten bleibt, kann hierdurch die Zuordnung von Schwesterkernen auch bei größerem räumlichen Abstand voneinander ermöglicht werden. Ganz besonders erlaubt die bis auf wenige Minuten genaue Einteilung der S-Periode eine Beurteilung des Synchroniegrades von Kernen in mehrkernigen Zellen.

### c) Genetische Inaktivität

Durch ein Angebot von ³H-Uridin, welches statt Uracil in die RNS eingebaut werden kann, ist es möglich, genetisch aktive von inaktiven Chromosomen zu unterscheiden. Behandlungen von Zellen aus dem Gehirn, der Niere und aus Fibroblastenkulturen von M. agrestis haben ergeben (Sieger, Pera und Schwarzacher, 1970), daß in Kernen mit großen Chromozentren (Nerven-, Glia- und Nierenzellen) stets die Chromozentren von einer Markierung ausgespart bleiben und ein Einbau von ³H-Uridin nur im Euchromatin und in den Nucleolen stattfindet.

Es fanden sich jedoch auch in Kernen ohne große Chromozentren (Fibroblasten) deutliche Markierungsaussparungen, von denen angenommen werden kann, daß sie den hier nicht sichtbaren Geschlechtschromosomen entsprechen. In vielen derartigen Kernen von weiblichen Tieren liegt nämlich das Sexchromatinkörperchen innerhalb einer (im übrigen viel größeren) Markierungslücke, und der Sexchromatinanteil ist, wie oben ausgeführt wurde, Bestandteil eines der beiden X-Chromosomen.

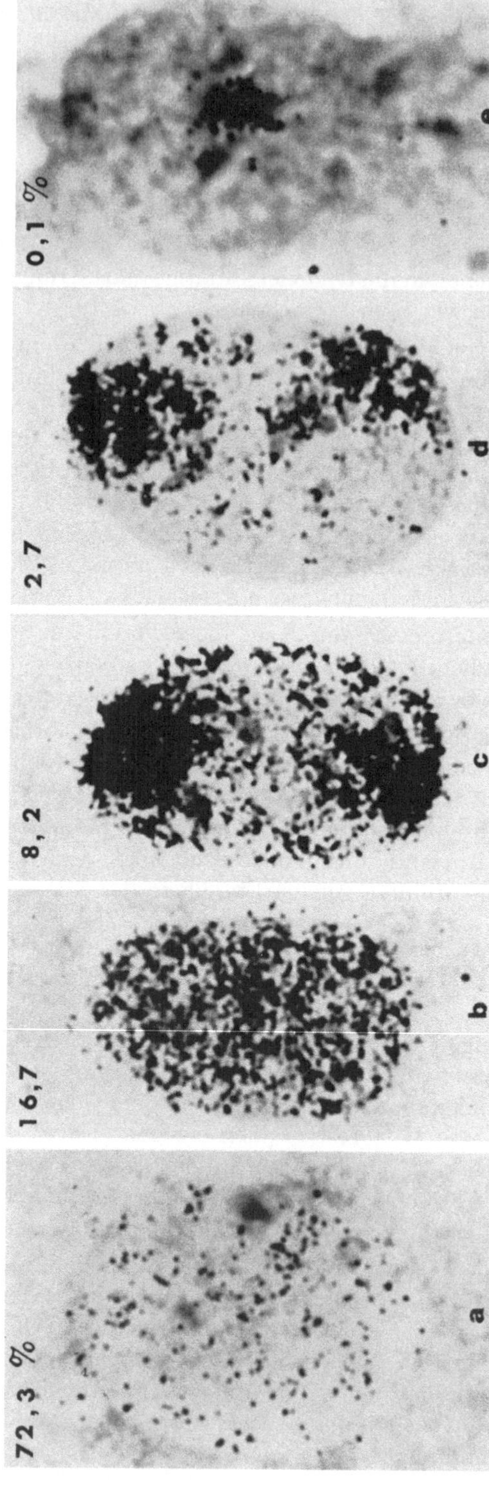

Abb. 15a—e. ³H-Thymidin-Markierungsmuster von Fibroblastenkernen von männlichen M. agrestis. Färbung: Pararosanilin-Methylgrün. Die Häufigkeiten der gezeigten Markierungsmuster wurden aus insgesamt 1000 Zellkernen ermittelt

Unsere Untersuchungen zeigten also, daß große Teile der Geschlechtschromosomen von M. agrestis genetisch inaktiv sind, gleichgültig ob sie die Bedingung der Heteropyknose erfüllen, d. h. in der Interphase kondensiert bleiben, oder nicht.

### d) Lage der Geschlechtschromosomen im Zellkern

Wie frühere Untersuchungen (Pera, 1969b) gezeigt haben, liegen die Geschlechtschromosomen bzw. die Chromozentren von M. agrestis ebenso wie das Sexchromatin des Menschen in fast allen Kernen in unmittelbarem Kontakt mit der Kernmembran. Die beiden Chromozentren können dabei in verschieden weitem Abstand voneinander liegen. Da die Chromozentren randständig und die Zellkerne meist annähernd kreisrund sind, ist es möglich, durch Messung des Winkels, den die Verbindungslinien zwischen je einem Chromzentrum und dem Kernmittelpunkt bilden, die relative Position der Chromozentren zu charakterisieren (s. Abb. 1). Der Winkel kann zwischen 0°, wenn die beiden Chromozentren zu einem einzigen fusioniert sind, und 180° liegen, wenn sich die Chromozentren an den entgegengesetzten Kernpolen befinden.

Die Position der Geschlechtschromosomen von M. agrestis kann auch in Kernen ohne sichtbare Chromozentren bestimmt werden, wenn diese Kerne am Ende der S-Periode mit $^3$H-Thymidin markiert werden (Stadium d, e und f), da hier nur über den Geschlechtschromosomen eine Markierung auftritt. In solchen Fällen wird der Winkel zwischen den Markierungszentren bestimmt.

Die Geschlechtschromosomen von M. agrestis lassen sich aufgrund ihrer Größe, späten Replikation und Kondensation auch in Mitosen, die nicht durch eine hypotonische Vorbehandlung ausgebreitet wurden, identifizieren und ihre Stellung zueinander erkennen. Sie fallen in der Prophase durch ihre stärkere Kondensation auf, in der Metaphase durch ihre Größe und in der Anaphase durch ihre verspätete Chromatidentrennung.

Da die Lage der Geschlechtschromosomen auch für die Frage der Entstehung zweikerniger Zellen von Bedeutung ist, sollen die wichtigsten Ergebnisse unserer bisherigen Untersuchungen hier zusammengefaßt und ergänzt werden (s. auch Pera, 1969b; Pera und Schwarzacher, 1970a, 1970b).

Die beiden Geschlechtschromosomen treten in allen möglichen Positionen (Winkelabständen) auf, bevorzugen jedoch eindeutig die beiden Extrempositionen, nämlich unmittelbar nebeneinanderliegend bzw. (als Chromozentren in der Interphase) fusioniert (entsprechend dem Winkel 0°) und genau gegenüberliegend (= 180°); die Zwischenstellungen sind wesentlich seltener. Abb. 16 zeigt die typische Häufigkeitsverteilung.

Die gleiche Häufigkeitsverteilung wie in Abb. 16 findet sich in allen Stadien der Interphase. Dies zeigt, daß sich die relative Lage zumindest der heterochromatischen Chromosomen im Zellkern während der Interphase einer individuellen Zelle nicht oder nicht wesentlich verändert. Dadurch wurde die lange bekannte Beobachtung bestätigt, daß die Chromosomen in der Prophase in derselben Lage auftreten, in der sie in der vorangegangenen Telophase durch Entspiralisation unsichtbar geworden sind (Rabl, 1885; Beneden und Neyt, 1887; Boveri, 1909, usw.).

Auch in den verschiedenen Stadien der Mitose (Prophase, Metaphase, Anaphase) läßt sich eine Tendenz der Geschlechtschromosomen zum Nebeneinander-

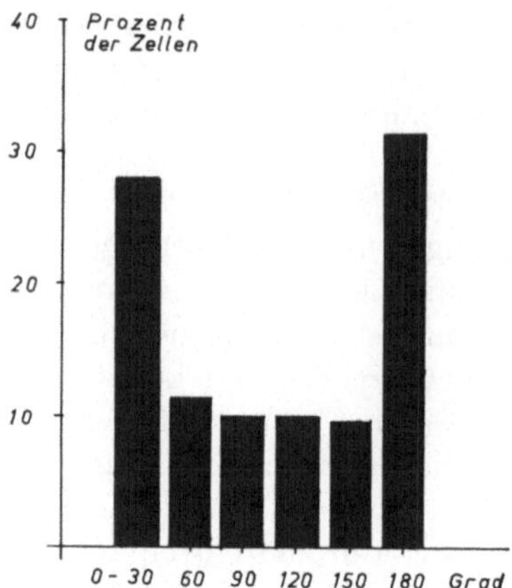


Abb. 16. Häufigkeitsverteilung der Winkel zwischen den beiden Chromozentren und dem Kernmittelpunkt in Interphasekernen von M. agrestis. Messungen an 500 Zellkernen aus Nierenepithelkulturen einer weiblichen M. agrestis

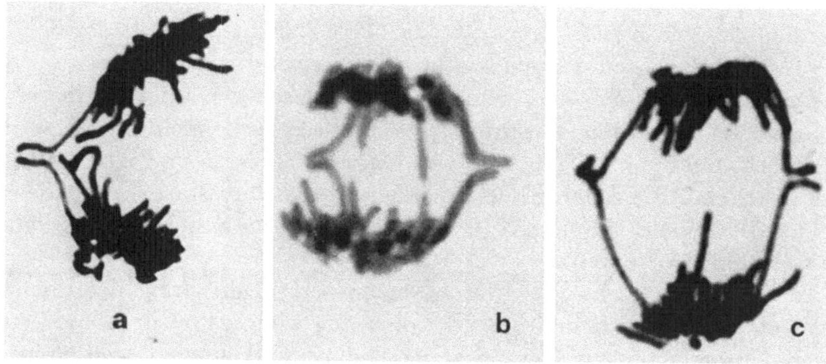


Abb. 17a—c. Verschiedene Stellung der Geschlechtschromosomen von männlichen M. agrestis in der Anaphase. a Gepaarte Lage, b Zwischenstellung, c Gegenüberliegen. Feulgenfärbung

liegen und zum maximalen Abstand feststellen. Die Häufigkeiten der beiden Extrempositionen und der intermediären Lagen entsprechen den Winkelverteilungen in Interphasekernen und sind in den drei genannten Mitosestadien gleich. Hieraus können wir schließen, daß auch durch die prometaphasischen und anaphasischen Chromosomenbewegungen die relative Stellung individueller Chromosomen zueinander nicht verändert wird. Abb. 17 zeigt Beispiele für die verschiedenen Positionen der Geschlechtschromosomen in der Anaphase.

Zwischen männlichen und weiblichen Tieren bestehen bezüglich der Lage ihrer Geschlechtschromosomen in den Zellkernen keine Unterschiede. Dies zeigt, daß sich die beiden X-Chromosomen des Weibchens genauso verhalten wie das X- und das Y-Chromosom des Männchens. Über die möglichen Ursachen dieses gleichen Verhaltens wurde an anderer Stelle diskutiert; möglicherweise ist es die

Folge der heterochromatischen Natur der Geschlechtschromosomen, jedoch ist auch eine teilweise Homologie zwischen X und Y nicht auszuschließen (Pera und Schwarzacher, 1970b).

Die Häufigkeitsverteilung der verschiedenen Positionen, also die Bevorzugung der Winkel 0 und 180°, ist in allen bisher untersuchten Zelltypen (Nierenzellen und Fibroblasten aus der Gewebekultur, Nervenzellen aus Gehirnausstrichpräparaten) gleich.

Die relative Position der Geschlechtschromosomen ist in den beiden Tochterkernen einer Mitose, also in Schwesterkernen, identisch. Umgekehrt können aus der gleichen Stellung der Chromozentren Schwesterkerne als solche erkannt und einander zugeordnet werden.

### 3. Ploidiebestimmung in Interphasekernen von M. agrestis

Zur Bestimmung der Ploidie von Interphasekernen bieten sich bei M. agrestis in besonders günstiger Weise die Chromozentren an, da sie der Zahl der haploiden Sätze im Zellkern proportional sind (Pera, 1969c).

Da jedoch in manchen Geweben überhaupt keine Chromozentren sind und auch in Nierenepithelkulturen die Zahl der Chromozentren nicht in allen Kernen bestimmt werden kann, ist es nicht ohne weiteres möglich, allein nach der Zahl der Chromozentren die Häufigkeiten der verschiedenen Ploidieklassen in Interphasekernen einander gegenüberzustellen. Es wäre nämlich theoretisch denkbar, daß z.B. in diploiden Kernen häufiger kondensierte Chromozentren auftreten als in tetraploiden oder umgekehrt. In Kernen mit einem relativen DNS-Gehalt von 4c ist es, wenn keine Chromozentren sichtbar sind, mit der eingangs besprochenen Methode der Pulsmarkierung mit $^3$H-Thymidin und DNS-Messung unmöglich zu entscheiden, ob es sich um einen diploiden G2- oder einen tetraploiden G1-kern handelt.

In früheren Untersuchungen wurde die Dauer der einzelnen Stadien der Interphase des Zellcyclus von M. agrestis bestimmt (Pera, 1968). Dabei ergab sich für die G1-Periode eine Dauer von ca. 14 Std, für die S-Periode 5—6 Std, für die G2-Periode 2,5—3 Std. Als durchschnittliche Dauer der Mitose ist 1—1,5 Std anzunehmen.

Wird eine Zellkultur nur kurze Zeit mit $^3$H-Thymidin inkubiert und dann sofort fixiert, erscheinen nach der Autoradiographie nur diejenigen Kerne markiert, die sich gerade in der S-Periode befunden haben (vgl. das Schema des Zellcyclus, Abb. 9, S. 18). Je länger der Abstand zwischen der Zugabe des Isotops und der Fixierung ist, umso mehr markierte Kerne können nach Abschluß der DNS-Synthese in die G2-Periode übertreten, bzw. bisher unmarkierte Kerne der G1-Periode in die S-Periode eintreten. Wählt man als Markierungsdauer eine Zeit, die genau so lang oder etwas länger ist als die Dauer der G2-Periode, werden zum Zeitpunkt der Fixierung alle Zellkerne der S- und G2-Periode sowie ein Teil der Mitosezellen markiert sein; nur die G1-Kerne sind dann unmarkiert.

Zur Klärung der Frage, ob bestimmte Zellkerne ohne Chromozentren mit einem relativen DNS-Gehalt von 4c diploide G2- oder tetraploide G1-Kerne sind, und darüber hinaus zur Untersuchung der Frage, ob diploide Kerne in gleicher Häufigkeit Chromozentren besitzen bzw. vermissen lassen wie Kerne anderer Ploidiestufen, wurden folgende Versuche durchgeführt:

Tabelle 1. *Erwartete Ergebnisse von DNS-Messung und Autoradiographie in Präparaten, die 10 min (Versuch a) bzw. 4 Std (Versuch b) nach Markierung mit [3]H-Thymidin fixiert wurden. Zuordnung diploider (2n), triploider (3 n) und tetraploider (4 n) Kerne nach ihrem DNS-Gehalt und ihrer Markierung in eines der drei Interphasestadien G1, S und G2. Fußnoten und nähere Erläuterung der Tabelle s. Text*

| Markierung | Relativer DNS-Gehalt | | | | |
|---|---|---|---|---|---|
| | 2 c | 3 c | 4 c | 6 c | 8 c |
| **Versuch a (10 min)** | | | | | |
| unmarkiert | 2n G1 | — | 2n G2 | — | — |
| | — | 3n G1 | — | 3n G2 | — |
| | — | — | 4n G1 | — | 4n G2 |
| markiert | ———— | 2n S ———— | ———— | | |
| | | ———— | 3n S ———— | ———— | |
| | | | ———— | 4n S ———— | ———— |
| **Versuch b (4 Std)** | | | | | |
| unmarkiert | 2n G1 | — | —[1] | — | — |
| | — | 3n G1 | — | — | — |
| | — | — | 4n G1 | — | —[2] |
| markiert | [3] ———— | 2n S | 2n G2 | — | — |
| | — | ———— | 3n S ———— | 3n G2 | — |
| | — | — | [4] ———— | 4n S ———— | 4n G2 |

Zwei Parallelpräparate derselben Nierenepithelkultur wurden mit [3]H-Thymidin behandelt. Das erste Deckglas wurde nach 10 min (Versuch a), das zweite nach 4 Std (Versuch b) fixiert. Beide Präparate wurden nach Feulgen behandelt und der relative DNS-Gehalt an je 400 Kernen bestimmt. Bei den Messungen wurden Kerne mit zwei, drei und vier Chromozentren sowie Kerne ohne Chromozentren gesondert aufgetragen. Nach den Messungen wurde die Autoradiographie durchgeführt und die vorher gemessenen Kerne auf ihre Markierung untersucht. Die aus dieser Versuchsanordnung zu erwartenden Ergebnisse sind aus Tabelle 1 ersichtlich.

In Versuch a werden nur Kerne in der S-Periode markiert sein, in Versuch b sowohl Kerne der S- als auch der G2-Periode.

Da die für die Dauer des Zellcyclus angegebenen Zeiten nur Durchschnittswerte darstellen und sich ein Teil der Zellen kürzer oder länger als andere in einem bestimmten Cyclusstadium befinden kann, ist es möglich, daß sich in Versuch b an der in der Tabelle 1 mit [1]) bezeichneten Stelle einige diploide G2-Kerne befinden, die unmarkiert sind, weil sie sich schon vor der Markierung in der G2-Periode befanden und zum Zeitpunkt der Fixierung noch nicht in die Mitose eingetreten waren, desgleichen bei [2]) einige tetraploide G2-Kerne. Ebenso ist es denkbar, daß einige diploide [3]) bzw. tetraploide [4]) Kerne mit einer kürzeren als der durchschnittlichen G2-Periodendauer sich während der Inkubationszeit bereits geteilt haben und sich bereits in der G1-Periode befinden. Diese markierten G1-Kerne in Versuch b sind jedoch im Deckglaspräparat an ihrer paarweise Lage und ihrem identischen Markierungsmuster leicht zu erkennen.

Tabelle 2. *Bestimmung des relativen DNS-Gehalts und der Markierung in Zellkernen ohne Chromozentren und mit 2, 3 und 4 Chromozentren an 400 Zellkernen einer 10 min nach ³H-Thymidin-Markierung fixierten Nierenepithelkultur von M. agrestis*

| Zahl der Chromozentren pro Kern | Relativer DNS-Gehalt | | | | | |
|---|---|---|---|---|---|---|
| | 2 c | 3 c | 4 c | 6 c | 8 c | Summe |
| **Unmarkiert** | | | | | | |
| 0 | 20 | 4 | 12 | 1 | 1 | 38 |
| 2 | 122 | — | 38 | — | — | 160 |
| 3 | — | 26 | — | 3 | — | 29 |
| 4 | — | — | 53 | — | 6 | 59 |
| **Markiert** | | | | | | |
| 0 | — | 8 | 7 | 2 | — | 17 |
| 2 | — | 50 | — | — | — | 50 |
| 3 | — | — | 35 | — | — | 35 |
| 4 | — | — | — | 12 | — | 12 |

In Versuch a können alle Ploidiestufen in allen Cyclusstadien mit Ausnahme tetraploider G1- und diploider G2-Kerne eindeutig differenziert werden. Der Unterschied zwischen diesen beiden Gruppen wird, falls er sich nicht durch die Zahl der Chromozentren klären läßt, im Versuch b deutlich, da hier diploide G2-Kerne im allgemeinen markiert sind, tetraploide G1-Kerne dagegen nicht (s. die bei Tabelle 1 angegebenen Einschränkungen). Es besteht jedoch auch noch die Möglichkeit, daß in die Zahl der Kerne mit einem relativen DNS-Gehalt von 4 c auch diploide Kerne vom Ende der S-Periode eingehen sowie tetraploide Kerne vom Anfang der S-Periode. Diese Kerne sind jedoch durch das verschiedene Markierungsmuster vom Anfang (nur Euchromatinsynthese) und Ende der S-Periode (nur Heterochromatinsynthese) sehr leicht erkennbar.

Für diese Untersuchungen wurden die Kerne eingeteilt in Kerne, in denen die großen Chromozentren sichtbar (sowohl kompakt als auch aufgelockert) und zählbar waren (ein doppelt großes, „fusioniertes" Chromozentrum wurde hierbei als zwei Chromozentren gezählt), und Kerne ohne Heterochromatinstrukturen, zu denen auch die Kerne gezählt wurden, die nur ein Sexchromatinkörperchen aufweisen.

Die Ergebnisse der Untersuchungen sind in den Tabellen 2 und 3 zusammengestellt.

In der Tabelle 2 (Versuch a) sind die Zellkerne nach der Zahl der Chromozentren geordnet und den Kernen ohne Chromozentren gegenübergestellt. Aufgrund ihres DNS-Gehalts und ihrer Markierung ließen sich mit Ausnahme der 4 c-Kerne auch die Kerne ohne Chromozentrum einer der drei berücksichtigten Ploidieklassen (diploid, triploid und tetraploid) zuordnen. Wie Tabelle 2 zeigt, finden sich Zellkerne ohne Chromozentren in allen Ploidieklassen und Cyclusstadien. Ihr Anteil beträgt jedesmal ca. $^1/_5$ bis $^1/_7$ der Zahl der Kerne mit Chromozentren. Diese Werte stimmen gut überein mit den Untersuchungen an diploiden Interphasekernen über die Häufigkeit bestimmter Heterochromatinstrukturen, die ohne Rücksicht auf den DNS-Gehalt durchgeführt wurden (s. Abb. 5, S. 16). Die genaue Aufstellung der Verteilung der Zellkerne nach ihrem relativen DNS-Gehalt ihrer Ploidie und ihrer Markierung findet sich in Abb. 46, S. 58.

Tabelle 3 gibt von den in Versuch b gewonnenen Ergebnissen (insgesamt 400 Zellkerne) die Untersuchungen an Zellkernen mit einem relativen DNS-Gehalt von 4c an.

Tabelle 3. *Chromozentrenzahl der Zellkerne mit einem relativen DNS-Gehalt von 4c, 4 Std nach $^3H$-Thymidinmarkierung*

| Zahl der Chromozentren pro Kern | 0 | 2 | 3 | 4 |
|---|---|---|---|---|
| Markiert | 4 | 23 | 5 | 3 |
| Unmarkiert | 3 | 2 | 0 | 17 |

Die Ergebnisse dieses Versuchs zeigen, daß unter diploiden G2-Kernen (markiert) und tetraploiden G1-Kernen (unmarkiert) jeweils annähernd der gleiche Anteil von Zellkernen (ca. $^1/_6$) keine Chromozentren enthält.

Da sich in allen durch die Feulgen-Photometrie und $^3H$-Thymidinmarkierung unterscheidbaren Ploidiegruppen und Interphasestadien jeweils der gleiche Prozentsatz von Kernen ohne Chromozentren zeigte, und da sich ferner die Zahlen der Chromozentren mit den entsprechenden DNS-Werten gut in Übereinstimmung bringen lassen (s. auch Abb. 46, S. 58), ist es somit statthaft, die Ploidie eines Interphasekerns von M. agrestis allein aus der Zahl der Chromozentren zu bestimmen und die so gewonnenen Häufigkeiten der einzelnen Ploidiegruppen einander gegenüberzustellen.

Aber auch in Geweben, deren Zellkerne keine großen Chromozentren erkennen lassen, ist eine Ploidiebestimmung bei weiblichen Tieren möglich, wenn der Sexchromatinanteil des einen X-Chromosoms als kleines heteropyknotisches Körperchen sichtbar ist. Als Beispiel wurden Zellkerne aus Schnittpräparaten der Leber untersucht.

In den Kernen von Leberzellen adulter weiblicher M. agrestis finden wir entweder überhaupt kein Heterochromatin, oder ein, zwei bzw. vier kleine heterochromatische Körperchen (Sexchromatin). Die Ergebnisse von Auszählungen der Sexchromatinhäufigkeit an 500 Zellkernen der Leber sind in Tabelle 4 zusammengestellt, Beispiele für die gefundenen Zelltypen finden sich in Abb. 18.

Da die Auszählungen an Schnittpräparaten durchgeführt wurden, ist es möglich, daß auch angeschnittene Kerne gezählt wurden, d.h., daß in der Zahl der Kerne ohne Sexchromatin auch Kerne mit Sexchromatin enthalten sind, deren Kernteil mit dem Sexchromatin durch die Schnittführung verloren ging.

Wie Abb. 18 zeigt, steht die Zahl der Sexchromatinkörperchen pro Kern in Beziehung zur Kerngröße. Es wurden bisher noch keine DNS-Bestimmungen an Leberzellkernen von M. agrestis durchgeführt, doch ist anzunehmen, daß — entsprechend den Untersuchungen an polyploiden Zellen des Menschen (z.B. Schwarzacher, 1966a) — Kerne mit 1 Sexchromatin diploid, Kerne mit zwei Sexchromatinkörperchen tetraploid und Kerne mit vier Sexchromatinkörperchen octoploid

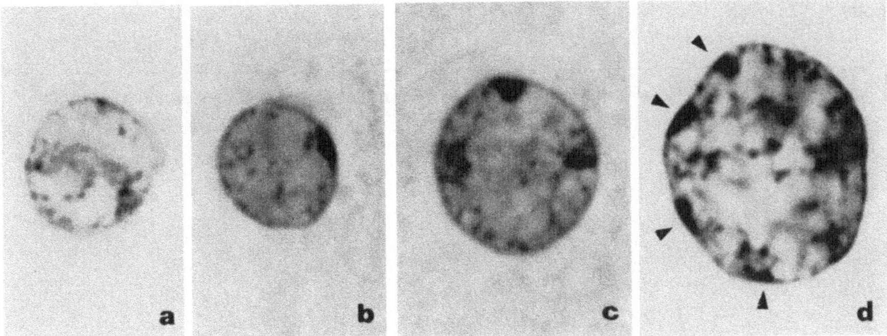

Abb. 18a—d. Zellkerne aus der Leber von ♀ M. agrestis. Paraffinschnitt, Schnittdicke 10 µ. Feulgenfärbung. a Kein Sexchromatin, b—d Zellkerne mit 1, 2 und 4 Sexchromatinkörperchen

Tabelle 4. *Sexchromatinhäufigkeiten in Leberzellen von* ♀ *M. agrestis*

| Zahl der Sexchromatin-körperchen | Anzahl der Kerne | % |
|---|---|---|
| 0 | 131 | 26,2 |
| 1 | 277 | 55,4 |
| 2 | 85 | 17,0 |
| 4 | 7 | 1,4 |
| Summe | 500 | 100,0 |

sind. Das regelmäßige Vorkommen polyploider Zellen in der Säugerleber ist seit langem bekannt (s. Diskussion).

## III. Entstehung mehrkerniger Zellen in Gewebekulturen von Microtus agrestis

### 1. Häufigkeit mehrkerniger Zellen in Gewebekulturen

In Gewebekulturen (Fibroblasten- und Nierenepithelkulturen) von M. agrestis finden sich auffällig viele Zellen, die zwei oder mehr Zellkerne enthalten. Besonders geeignet sind für die Untersuchung mehrkerniger Zellen Nierenepithelkulturen, da es hier wegen der großen Chromozentren möglich ist, die Frage, ob diese Kerne Schwesterkerne sind, zu beantworten.

Die Häufigkeit mehrkerniger Zellen in Nierenepithelkulturen betrug in verschiedenen Präparaten zwischen 9,4 und 21,0%, in Fibroblastenkulturen zwischen 7,0 und 12,2% (s. Tabelle 5).

Zur Beantwortung der Frage, ob die Rate mehrkerniger Zellen vom Alter der Kultur abhängig ist, wurden Auszählungen der Kernzahlen pro Zelle in verschiedenen Abständen seit dem Kulturbeginn durchgeführt. Bei Nierenepithelkulturen muß jedoch einschränkend bemerkt werden, daß durch die Art des Ansatzes von Nierenepithelkulturen (Zellsuspensionen aus mechanisch zerkleinerten

Tabelle 5. *Häufigkeiten von mehrkernigen Zellen in Gewebekulturen von M. agrestis aus je 300 bzw. 500 Zellen eines Präparates. Nieren. = Nierenepithelkultur; Fibr. =Fibroblastenkultur*

| Nr. | Ge-schlecht | Gewebe | Kulturdauer in Tagen | Mehrkernige Zellen in % Kernzahl/Zelle | | | |
|-----|-----|-----|-----|-----|-----|-----|-----|
| | | | | 2 | 3 | 4 | 6 |
| 7 | ♂ | Fibr. | 99 | 10,3 | 0,3 | 0,7 | — |
| 14 | ♀ | Nieren. | 36 | 13,6 | 0,2 | — | — |
| | | | 42 | 9,4 | 0,2 | — | — |
| | | Fibr. | 36 | 10,8 | — | 0,2 | — |
| 15 | ♂ | Nieren. | 15 | 13,8 | 0,8 | — | — |
| | | | 24 | 11,6 | 0,4 | 0,2 | — |
| | | Fibr. | 7 | 9,2 | 0,8 | — | — |
| | | | 17 | 12,2 | 0,2 | — | — |
| | | | 24 | 8,6 | 0,4 | — | — |
| | | | 106 | 9,0 | 0,2 | 0,2 | — |
| 17 | ♀ | Nieren. | 6 | 10,4 | 0,4 | 0,4 | 0,2 |
| | | Fibr. | 26 | 9,4 | 0,4 | 0,4 | — |
| 18 | ♀ | Nieren. | 18 | 11,7 | 0,3 | 0,3 | — |
| | | | 21 | 21,0 | — | — | — |
| | | Fibr. | 20 | 7,0 | 0,4 | — | — |
| | | | 92 | 9,8 | 0,6 | 0,2 | — |
| 19 | ♀ | Nieren. | 39 | 14,8 | 0,4 | — | 0,2 |

und mit Trypsin behandelten Nieren), stets auch Fibroblasten aus dem interstitiellen Bindegewebe und Blutgefäßen in die Kultur gelangen und mit zunehmender Kulturdauer die Epithelzellen immer mehr zu verdrängen scheinen. Auch konnte die Frage nicht geklärt werden, ob sich zweikernige Zellen möglicherweise von bestimmten, histotopographisch erfaßbaren Zelltypen (etwa proximale oder distale Tubuli) herleiten, da wegen der Mischkultur eine Identifizierung einzelner Zellen nicht möglich ist.

Über Einzelheiten der Rate mehrkerniger Zellen in einigen der untersuchten Kulturen sowie über die Kernzahlen pro Zelle unterrichtet Tabelle 5.

Aus der Tabelle 5 geht hervor, daß in Nierenepithelkulturen häufiger zweikernige Zellen auftraten (im Durchschnitt 13,5%) als in Fibroblastenkulturen (im Durchschnitt 9,6%). Dagegen ließ sich keine deutliche Abhängigkeit von der Kulturdauer feststellen. Bis auf die Nierenepithelkultur Nr. 18, die in zwei Präparaten, 18 bzw. 21 Tage nach Kulturbeginn, größere Unterschiede in der Rate zweikerniger Zellen zeigte, blieben die Werte in anderen Kulturen auch nach langer Kulturdauer ziemlich konstant. Drei- und mehrkernige Zellen wurden in allen Kulturen sehr selten gefunden.

In Schnittpräparaten der Niere finden sich nach konventionellen Färbungen mehrkernige Zellen nur im Übergangsepithel des Nierenbeckens. Es scheint jedoch zweifelhaft, ob diese mehrkernigen Zellen für den hohen Anteil mehrkerniger Zellen in der Kultur verantwortlich sein sollen, zumal bei der Präparation der

Nieren für die Gewebekultur das Nierenbecken stets entfernt wurde, um nicht unnötig Bindegewebe und damit Fibroblasten in die Kultur zu bringen.

Die Möglichkeit, daß schon in vitro vorhandene mehrkernige Zellen in die Kultur eingebracht wurden, ist jedoch von geringerem Interesse gegenüber der Entstehung mehrkerniger Zellen in vitro.

### 2. Entstehung zweikerniger Zellen durch Ausbleiben der Cytoplasmateilung

#### a) Nachweis durch Lebendbeobachtung

Die Entstehung einer zweikernigen Zelle aus einer Nierenepithelkultur von M. agrestis in der Lebendbeobachtung zeigt Abb. 19.

Der Ablauf der Mitose unterscheidet sich nicht von einer normalen Zellteilung, jedoch weichen die Tochterkerne nicht wie bei dieser auseinander, sondern bleiben in unmittelbarer Nähe liegen. Eine Plasmadurchtrennung findet nicht statt. Im Verlauf einiger Stunden gewinnen die beiden Kerne wieder direkten Kontakt. In diesem Stadium wurde die Kultur unter dem Mikroskop fixiert (Abb. 20). Nach einer Feulgenfärbung zeigen die beiden Tochterkerne je zwei fädige Heterochromatinstrukturen (Chromozentren). Diese kondensierten Chromosomen liegen in beiden Kernen jeweils in gleichem Abstand voneinander (Winkelmessung). Die cytophotometrische Bestimmung des relativen DNS-Gehalts ergab im Vergleich mit einer größeren Anzahl Kontrollmessungen an anderen Kernen des Präparats für jeden der beiden Kerne der zweikernigen Zelle einen Wert, der der G1-Periode einer diploiden Zelle entspricht (2c).

Es ist jedoch immer dem Zufall überlassen, ob aus einer diploiden Zelle, die man in der Lebendbeobachtung durch die Mitose hindurch verfolgt, eine zweikernige Zelle wird, oder ob sie zwei einkernige Tochterzellen bildet. Kriterien zur Unterscheidung der beiden Möglichkeiten schon vor der Mitose kennen wir nicht.

So können Lebendbeobachtungen zwar Ausgangspunkte oder Bestätigungen von Theorien sein; die direkte Beobachtung eines Einzelfalls erlaubt jedoch noch keine quantitative Aussage. Es ist deshalb nötig, auch mit anderen Methoden Befunde über die Entstehung und das Verhalten mehrkerniger Zellen im Zellcyclus und während der Mitose zu gewinnen.

#### b) Nachweis durch Autoradiographie mit $^3$H-Thymidin

Wie oben beschrieben, bleibt das Markierungsmuster der Chromosomen nach kurzer Markierung mit $^3$H-Thymidin und Überführen der Zellen in isotopenfreie Kulturflüssigkeit auch nach der Teilung dieser Zellen in den Tochterkernen erhalten. Aus dem gleichen Markierungsmuster und der gleichen Anordnung der Chromosomen werden in geeignet behandelten Präparaten Tochterkerne als Schwesterkerne erkennbar. Es ist dadurch möglich, die Teilungsprodukte von Mitosen, die kurz vor der Fixierung abgelaufen sind, zu erkennen und die Häufigkeit mehrkerniger Zellen unter diesen Teilungsprodukten zu bestimmen.

In einem nach diesen Kriterien angesetzten Versuch (8 Std nach Markierung mit $^3$H-Thymidin) wurden in zwei verschiedenen Kulturen die markierten Schwesterkernpaare untersucht. Die Ergebnisse sind in Tabelle 6 zusammengefaßt.

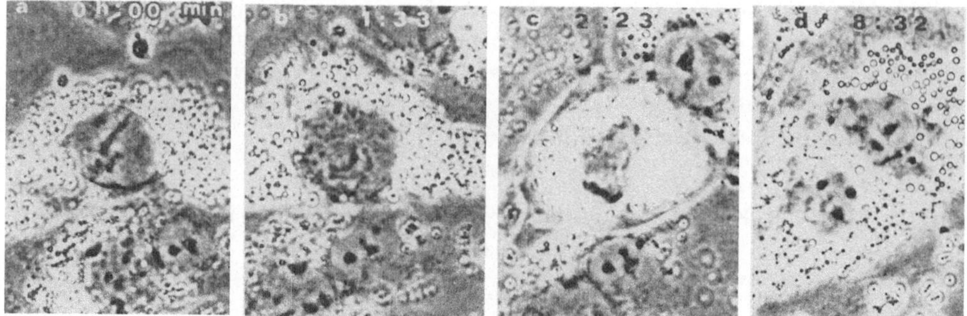

Abb. 19a—d. Lebendbeobachtung der Entstehung einer zweikernigen Zelle aus der Mitose einer einkernigen Zelle durch Ausbleiben der Cytoplasmateilung bei Nierenepithelzellen von weiblichen M. agrestis. Phasenkontrast

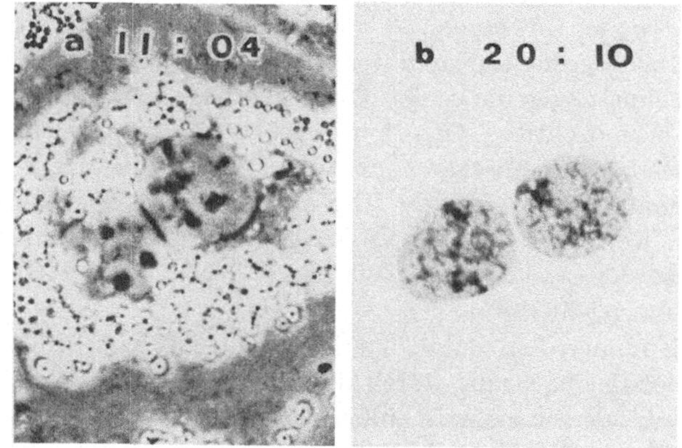

Abb. 20a u. b. Dieselbe Zelle wie in Abb. 19. a Lebend, Phasenkontrast, b nach Fixierung und Feulgenfärbung

Tabelle 6. *Häufigkeiten ein- und zweikerniger Zellen unter den aus einer Mitose hervorgegangenen Teilungsprodukten in zwei verschiedenen Kulturen von ♀ M. agrestis, 8 Std nach Markierung mit ³H-Thymidin*

| Nr. | Schwesterkernpaare in | | | | Zweikernige Zellen in der Gesamt-Zellpopulation | |
|-----|----------|------|----------|------|-----------|------|
| | einkernigen Zellen | | zweikernigen Zellen | | | |
| | $n$ | % | $n$ | % | | |
| 1. | 368 | 92 | 32 | 8 | 46/500 | 9,2% |
| 2. | 461 | 92,2 | 39 | 7,8 | 48/500 | 9,6% |

Aus der Tabelle 6 ergibt sich, daß in den untersuchten Präparaten

a) zwischen 7,8 und 8,0% der Kernteilungen nicht durch eine Cytoplasmateilung abgeschlossen werden, sondern die beiden Tochterkerne in einer zweikernigen Zelle verbleiben, bzw. nach der Zellteilung wieder fusionieren.

b) die Rate der zweikernigen Zellen in der Gesamt-Zellpolulation desselben Präparats etwas höher ist als die Rate der unmittelbar nach der Mitose entstandenen zweikernigen Zellen. Wird die Häufigkeit aller zweikernigen Zellen in jedem Präparat gleich Hundert gesetzt, so ergibt sich, daß die Rate der zweikernigen Zellen, die durch Ausbleiben der Plasmateilung entstanden sind, um 13% (1.) bzw. 18,5% (2.) niedriger ist als der Anteil der zweikernigen Zellen im ganzen Präparat.

Diese Befunde deuten somit darauf hin, daß in unseren Präparaten nicht alle zweikernigen Zellen durch Mitose ohne Cytoplasmateilung entstanden sind, sondern daß ein gewisser Anteil auf andere Weise gebildet wurde.

Die im Folgenden beschriebenen Untersuchungen zeigen, daß hierfür vor allem die Fusion zweier ursprünglich getrennter Zellen in Frage kommt. Daneben ist es denkbar, daß zweikernige Zellen auch durch amitotische Kernteilung ohne Cytoplasmateilung entstehen. Hinweise für diesen Mechanismus wurden jedoch in den Präparaten von M. agrestis nicht gefunden. Ein Ausbleiben der Cytoplasmateilung und damit eine Bildung mehrkerniger Zellen findet sich besonders häufig nach multipolaren Mitosen.

### 3. Entstehung zweikerniger Zellen durch Zellfusion von Nicht-Schwesterzellen in der Interphase

Neben der Entstehung mehrkerniger Zellen durch Ausbleiben der Plasmateilung nach der Mitose spielt noch die Fusion von Zellen in einem späteren Stadium des Zellcyclus eine Rolle. Hierbei ist es möglich, daß sich Schwesterzellen gleicher Ploidie vereinigen, es können jedoch auch „Nicht-Schwesterzellen" gleicher oder verschiedener Ploidie, aber aus derselben Kultur, fusionieren. Bei diesen „Fremd-Zellfusionen" können sich die Kerne auch in verschiedenen Cyclusstadien befinden. Zellfusionen können übrigens auch zwischen Zellen verschiedener Species in Mischkulturen stattfinden. Über die Fusion von Zellen gleicher oder verschiedener Herkunft existiert eine umfangreiche Literatur, auf die in der Diskussion näher eingegangen werden soll.

Der Nachweis einer stattgefundenen Zellfusion ist in einer unbehandelten Gewebekultur, in der sich schon spontan viele zweikernige Zellen befinden, schwerer zu erbringen als bei künstlich hergestellten Zellfusionen, bei der die einzelnen Zellpopulationen vor der Fusion entsprechend radioaktiv markiert werden können, bzw. sich schon von vorneherein (etwa durch unterschiedliche Chromosomenzusammensetzung) eindeutig unterscheiden.

Es sollte deshalb mit verschiedenen Methoden geklärt werden, ob und in welchem Ausmaß die Zweikernigkeit der Zellen in Gewebekulturen von M. agrestis auch durch Zellfusion von Nicht-Schwesterzellen entstanden sein könnte.

Im allgemeinen werden zur Herstellung von künstlichen Zellfusionen suspendierte Zellen vermischt und verschiedenen Behandlungen unterworfen; die Zellfusion tritt dann im Verlauf weniger Stunden deutlich in Erscheinung. Es erscheint mir deshalb der Hinweis notwendig, daß die hier untersuchten Zellen unbehandelt waren und viele Tage und Wochen auf Deckgläsern gewachsen sind, bevor sie an Ort und Stelle fixiert wurden.

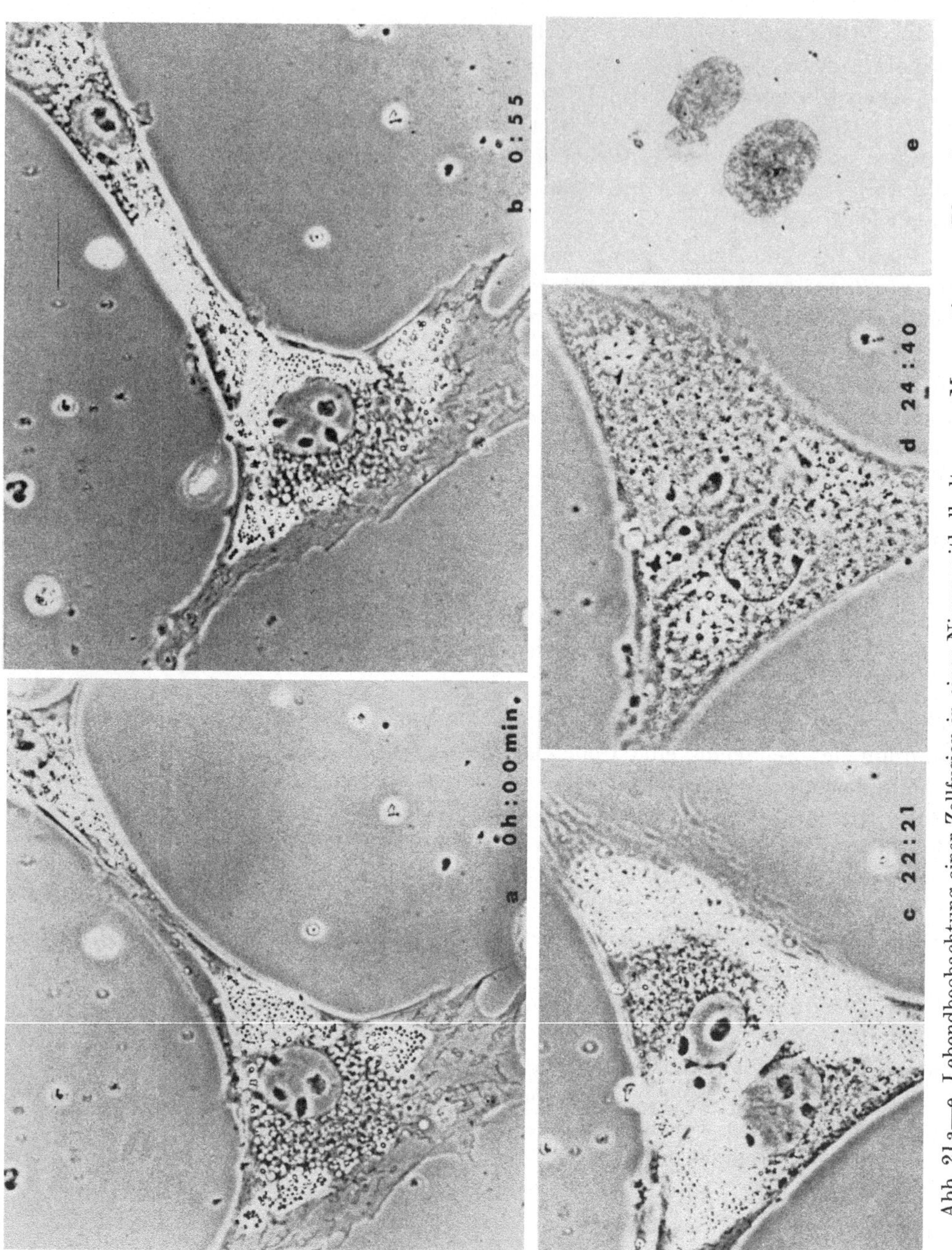


Abb. 21 a—e. Lebendbeobachtung einer Zellfusion in einer Nierenepithelkultur von M. agrestis. a—c Phasenkontrast, d nach Fixierung, e Feulgenfärbung

*a) Nachweis einer Zellfusion durch Lebendbeobachtung*

Es war in der Lebendbeobachtung möglich, die Entstehung einer zweikernigen Zelle durch Fusion zweier ursprünglich weit voneinander entfernter Zellen zu verfolgen (Abb. 21). Die beiden Zellen bewegten sich im Verlauf von mehreren

Stunden aufeinander zu, die lichtmikroskopisch sichtbare Cytoplasmagrenze verschwand, und die beiden verschieden großen Kerne lagen nun nebeneinander in einem gemeinsamen Cytoplasma. Nach Fixierung und Feulgenfärbung wurde der DNS-Gehalt der beiden Kerne bestimmt. Die cytophotometrische Messung ergab für den kleineren Kern, der eine Kernabschnürung erkennen läßt, einen diploiden DNS-Gehalt von 2c, für den größeren Kern einen DNS-Gehalt von 4c. Da in diesem Fall keine Chromozentren sichtbar sind, ist es nicht eindeutig, ob der 4c-Kern tetraploid (G1) oder diploid (G2) ist. Unter der Annahme der Tetraploidie dieses Kerns wäre durch diese Fusion eine hexaploide Zelle entstanden.

Diese an lebenden Zellen beobachtete Zellfusion gestattet jedoch noch keine Auskunft über die Häufigkeit dieses Mechanismus der Entstehung zweikerniger Zellen in vitro. Die weiteren Untersuchungen dienten deshalb der Gewinnung objektiver Kriterien, um das Vorliegen von Kernen verschiedener Herkunft in mehrkernigen Zellen zu erkennen und quantitative Angaben über das Vorkommen von Zellfusionen machen zu können.

### b) Nachweis von Zellfusionen durch Lage und Struktur der Chromozentren

Wie oben beschrieben (S. 27), ist die relative Position der Chromozentren in Schwesterkernen identisch. Da die Chromozentren in verschiedenen Kernen eine unterschiedliche Struktur besitzen können (kompakt oder aufgelockert, s. Abb. 5, S. 16), stellte sich die Frage, ob neben der gleichen Lage auch der Kondensationszustand der Chromozentren in Schwesterkernen gleich ist. Hierzu wurden in 50 zweikernigen Zellen, deren Zellkerne jeweils die gleiche Chromozentrenposition aufweisen, sowie in 50 Schwesterzellpaaren, deren Kerne in getrennten Zellen lagen und deren Zusammengehörigkeit durch die Autoradiographie ermittelt worden war, die Chromozentren auf ihre Struktur untersucht.

Die Ergebnisse dieser Untersuchungen zeigten, daß in allen Fällen, in denen die Kerne als Schwesterkerne identifiziert werden konnten, die Struktur der heterochromatischen Geschlechtschromosomen im Interphasekern übereinstimmte.

Durch die beiden Kriterien Lage und Struktur der Chromozentren ist es nun möglich, zu unterscheiden, ob die einzelnen Kerne in mehrkernigen Zellen Schwesterkerne sind oder ob sie von verschiedenen Zellen stammen. Nicht-Schwesterkerne können sowohl eine verschiedenartige Anordnung der Chromozentren an der Kernmembran als auch eine unterschiedliche Struktur der heterochromatischen Geschlechtschromosomen in den beiden Kernen aufweisen. In Abb. 22 sind Beispiele für diese Möglichkeiten gezeigt.

Auswertungen der zweikernigen Zellen nach den Kriterien Position und Struktur der Chromozentren ergaben in Nierenepithelkulturen, daß im Durchschnitt 10% aller zweikernigen Zellen eine verschiedenartige Lage der Chromozentren, einen unterschiedlichen Kondensationsgrad der Geschlechtschromosomen und teilweise auch eine verschiedene Ploidie der Einzelkerne aufweisen, während in 90% der zweikernigen Zellen die Ähnlichkeit der beiden Kerne für ihre Entstehung aus einer gemeinsamen Mutterzelle spricht.

### c) Nachweis von Zellfusionen durch Autoradiographie

In Kulturen, die 8 Std nach einer Pulsmarkierung mit $^3$H-Thymidin fixiert wurden, ist es ähnlich wie in der Lebendbeobachtung möglich, die Wanderung

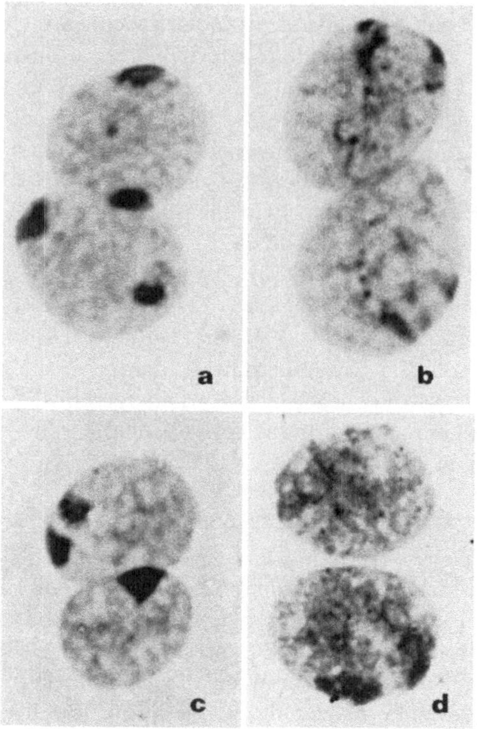

Abb. 22a—d. Position und Struktur der Chromozentren in zweikernigen Zellen von Nierenepithelkulturen von M. agrestis. Schwesterkerne (a u. b): gleicher Abstand und gleicher
Kondensationszustand der Chromozentren (a kompakt, b aufgelockert). Nicht-Schwesterkerne
(c u. d): unterschiedliche Position und Struktur der Chromozentren. Feulgenfärbung

der Schwesterkerne nach der Kernteilung zu verfolgen. Es finden sich in diesen
Präparaten zweikernige Zellen, in denen ein Kern unmarkiert ist, der zweite
markiert, und in einer gewissen Nähe ein gleichartig markierter Einzelkern
(Abb. 23). Wir können annehmen, daß sich eine der beiden markierten Tochterzellen mit einer unmarkierten, einkernigen Zelle vereinigt hat.

Derartige Zellen werden in Präparaten, in denen die markierten Kerne bereits
wenige Stunden nach der Teilung, also zu Beginn der G1-Periode, fixiert wurden,
jedoch nur in 2% aller markierten zweikernigen Zellen gefunden. Da dieser Prozentsatz erheblich unter dem Wert liegt, den wir aufgrund der verschiedenen
Lokalisation der Chromozentren für zweikernige Zellen mit Nicht-Schwesterkernen ermittelt haben (10%), ergibt sich die Annahme, daß die Fusion zweier
zufällig benachbarter Zellen nur zu einem kleinen Teil dadurch entsteht, daß sich
kurz nach einer abgelaufenen Mitose eine der beiden Tochterzellen bei ihrer Entfernung von der Schwesterzelle mit einer anderen Zelle vereinigt. Vielmehr scheint
es so, daß Zellfusionen während der ganzen Dauer der Interphase vorkommen
können. Für diese Annahme sprechen auch die später zu behandelnden Befunde
über die teilweise voneinander unabhängige Synchronie der zweikernigen Zellen
in der S-Periode und der Mitose.

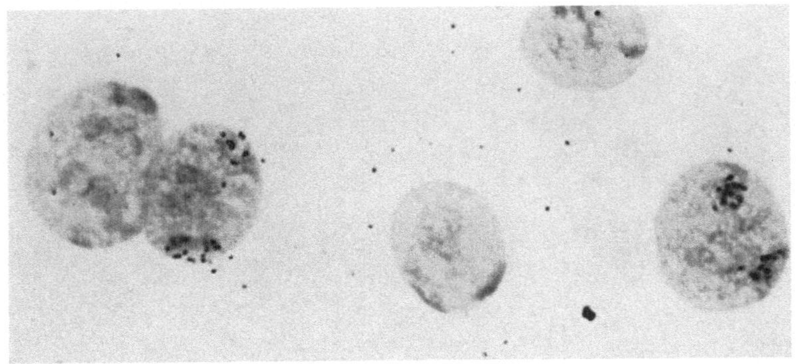

Abb. 23. Nachweis einer Zellfusion durch Markierung mit ³H-Thymidin. Präparat (Nieren-epithelkultur von M. agrestis) 8 Std nach Markierung fixiert. Zweikernige Zelle mit einem unmarkierten und einem markierten Kern, in der Nähe eine Zelle mit einem gleichartig markierten Kern

Die hier durch die Autoradiographie mit ³H-Thymidin erhobenen Befunde einer Zellfusion sind quantitativ auswertbaren Lebendbeobachtungen vergleichbar und grundsäztlich verschieden von der kurzzeitigen Markierung zweikerniger Zellen mit ³H-Thymidin, durch die das Verhalten der Zellkerne während der S-Periode untersucht werden kann. Während im Fall der Langzeitmarkierung einzelne Kerne markiert werden, um ihr weiteres Verhalten während des Zell-cyclus und nach der Kernteilung zu studieren, dient die kurzfristige Markierung u.a. dazu, die Synchronie der Kerne in mehrkernigen Zellen zu untersuchen.

## IV. Der Zellcyclus mehrkerniger Zellen
### 1. S-Periode
#### a) ³H-Thymidin-Markierungsmuster und Stadieneinteilung

In zweikernigen Zellen aus Nierenepithel- und Fibroblastenkulturen von M. agrestis können wir die gleichen Markierungsmuster wie in einkernigen Zellen finden. In Abb. 24 sind die DNS-Replikationsmuster zweikerniger Zellen in der-selben Reihenfolge wie bei einkernigen Zellen (s. Abb. 13, S. 21) zusammen-gestellt.

Die einzelnen Stadien treten bei doppelkernigen Zellen in ungefähr den glei-chen Häufigkeiten auf wie in einkernigen Zellen (Tabelle 7). Hieraus läßt sich schließen, daß kein Unterschied in der Dauer der DNS-Replikation der drei Chromatinanteile der X-Chromosomen besteht, falls die Gesamtlänge der S-Perio-de bei ein- und zweikernigen Zellen von gleicher Dauer ist.

#### b) Synchronie während der S-Periode

In der S-Periode ist, wie später in der Mitose, der hohe Synchroniegrad der beiden Kerne in zweikernigen Zellen beeindruckend, da, wie wir bei einkernigen Zellen gesehen haben, der zeitliche Unterschied zwischen aufeinanderfolgenden Stadien, besonders am Ende der S-Periode, sehr gering ist. In 90% der markier-ten zweikernigen Zellen zeigen die beiden Kerne völlig identische Markierungs-muster.

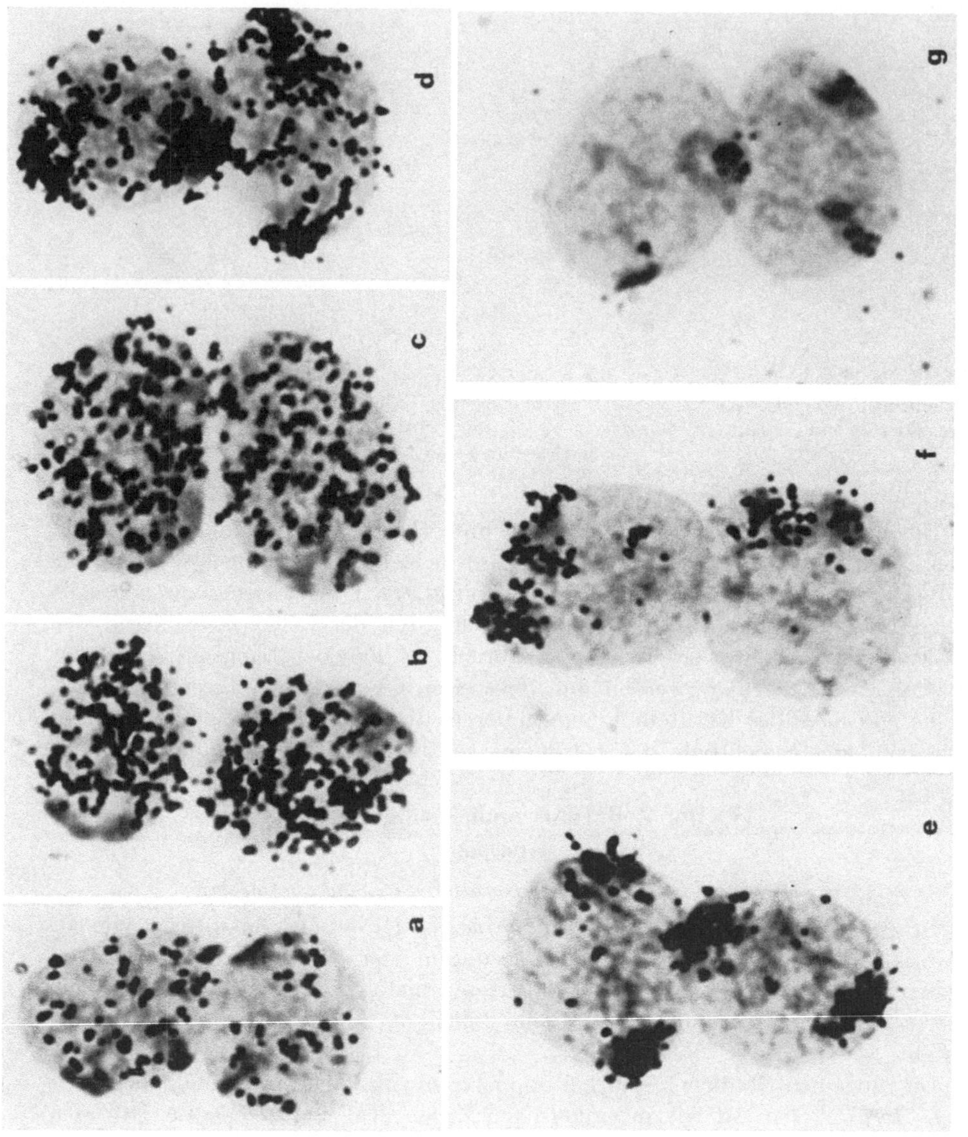

Abb. 24a—g. ³H-Thymidin-Markierungsmuster zweikerniger Zellen aus Nierenepithelkulturen weibl. M. agrestis. Einteilung der Stadien a—g nach dem in Abb. 13, S. 21 gezeigten Schema. Feulgenfärbung

### c) Asynchronie während der S-Periode

Unter den zweikernigen Zellen der S-Periode findet sich ein Anteil von 10%, in dem beide Kerne nicht im gleichen Replikationsstadium sind. Die Hälfte dieser Zellen zeigt dabei größere Unterschiede, etwa, daß ein Kern unmarkiert ist, der andere mit einem Markierungsmuster von der Mitte der S-Periode (Abb. 25a), in der anderen Hälfte ist die Asynchronie geringer, erkennbar daran, daß beide Kerne zwar unterschiedlich markiert sind, aber Markierungsmuster zeigen, die unmittelbar aufeinander folgen (Abb. 25b u. c).

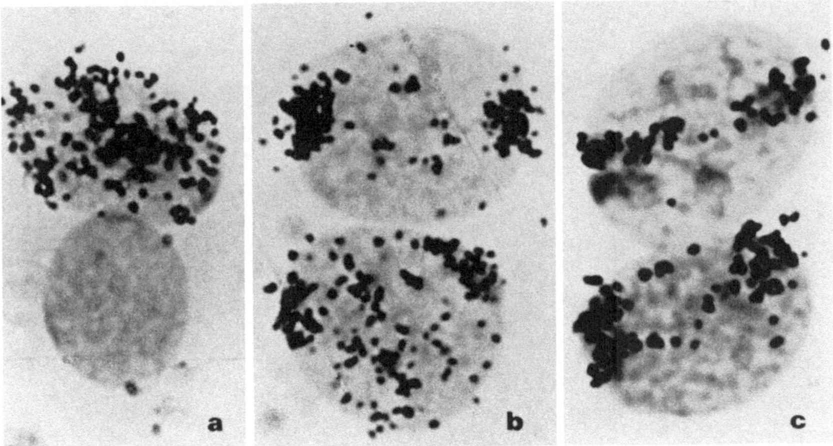


Abb. 25a—c. ³H-Thymidin-Markierungsmuster asynchron replizierender zweikerniger Zellen aus Nierenepithelkulturen weiblicher M. agrestis. a Ein Kern markiert (Stadium c), der andere unmarkiert; b Stadium e (oben) und d (unten); c Stadium f (oben) und e (unten)

Tabelle 7. *Häufigkeiten der 7 Markierungsmuster in ein- und zweikernigen Zellen aus Nieren-epithelkulturen von ♀ M. agrestis*

| Stadium | Einkernige Zellen | | Zweikernige Zellen | |
|---|---|---|---|---|
| | *n* | % | *n* | % |
| a | 600 | 60,0 | 62 | 62,0 |
| b | 73 | 7,3 | 7 | 7,0 |
| c | 57 | 5,7 | 4 | 4,0 |
| d | 63 | 6,3 | 7 | 7,0 |
| e | 110 | 11,0 | 10 | 10,0 |
| f | 87 | 8,7 | 9 | 9,0 |
| g | 10 | 1,0 | 1 | 1,0 |
| Summe | 1000 | 100,0 | 100 | 100,0 |

## 2. Mitose

Während die Dauer der einzelnen Perioden des Zellcyclus auch in Schwester-kernen, wenn sie in getrennten Zellen liegen, nicht gleich ist — ein Umstand, der den Grad an Synchronie in synchronisierten Kulturen schon nach wenigen Stunden stark reduziert —, finden wir in mehrkernigen Zellen einen meist völlig synchronen Beginn der Mitose (Abb. 26a).

Die Chromosomen der beiden Zellkerne liegen zu Beginn der Mitose noch in getrennten Gruppen vor. Nach der Auflösung der Kernmembranen in der Pro-phase verliert sich die Sonderung der Chromosomen und es bildet sich eine ge-meinsame tetraploide Metaphasenplatte.

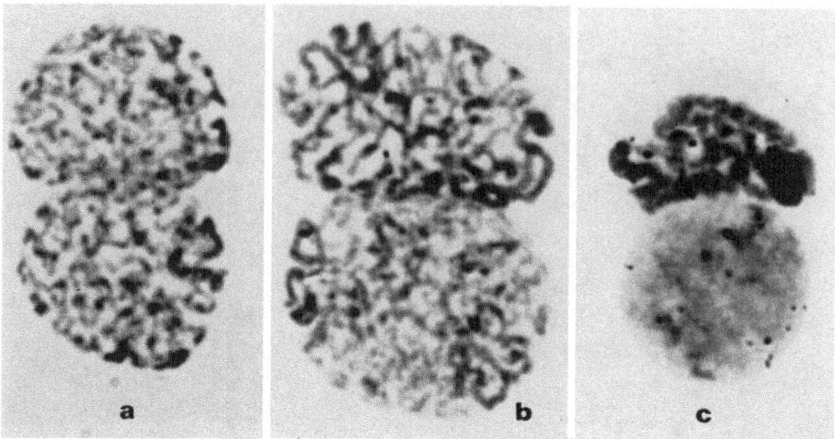

Abb. 26a—c. Prophasestadien in zweikernigen Zellen von M. agrestis. a Gleiche Kondensation der Chromosomen in den beiden Kernen, b unterschiedliche Kondensation, c ein Kern in Prophase, der andere in Interphase. Feulgenfärbung

Differenzen im Beginn der Mitose schon um wenige Minuten drücken sich in der Prophase durch eine unterschiedliche Kondensation und Verkürzung der Chromosomen der beiden Kerne aus (Abb. 26b), wie auch unsere Lebendbeobachtungen an Mitosen mehrkerniger Zellen gezeigt haben (s. Abb. 38b u. c, S. 51).

Im Prophasestadium zweikerniger Zellen von M. agrestis finden wir in 90% eine identische Morphologie der Chromosomen in den beiden Kernen, nur 10% zeigen ein unterschiedliches Kondensationsverhalten, davon wieder die Hälfte in dem Maße, daß sich ein Kern schon in weit vorgeschrittenem Mitosestadium, der andere noch in der Interphase befindet (Abb. 26c).

Ähnliche Strukturunterschiede der Chromosomen tetraploider Zellen können wir auch in hypotonisch behandelten Zellen finden (Abb. 27c). Hier läßt sich oft auch noch die ursprüngliche Trennung zweier Chromosomengruppen durch das Vorliegen zweier vollständiger, diploider Chromosomensätze nachweisen (Abb. 27a), während in anderen tetraploiden Mitosen diese Trennung nicht bemerkbar ist (Abb. 27b).

Für eine Entstehung zweikerniger Zellen durch Zellfusion, also nicht durch Ausbleiben der Cytoplasmateilung nach einer Mitose, sprechen folgende Befunde: Nachweis durch die Lebendbeobachtung und durch die Autoradiographie nach 8 Std-Markierung mit $^3$H-Thymidin, sowie durch die verschiedene Lage und Struktur der Chromozentren. Ob die zweikernigen Zellen, die in der Mitose eine unterschiedliche Kondensation der Chromosomen zeigen, und die zweikernigen Zellen, die sich durch ein asynchrones Replikationsmuster in der S-Periode auszeichnen, ebenfalls durch Zellfusion entstanden sind, kann hieraus nicht ohne weiteres geschlossen werden. Bei einer unterschiedlichen Kondensation der Chromosomen in der Prophase handelt es sich nämlich um eine Asynchronie im Mitosebeginn, die grundsätzlich auch bei Schwesterkernen auftreten kann, während eine unterschiedliche Struktur der Geschlechtschromosomen in der Interphase wahrscheinlich nichts mit dem Stadium des Zellcyclus zu tun hat. Wir haben

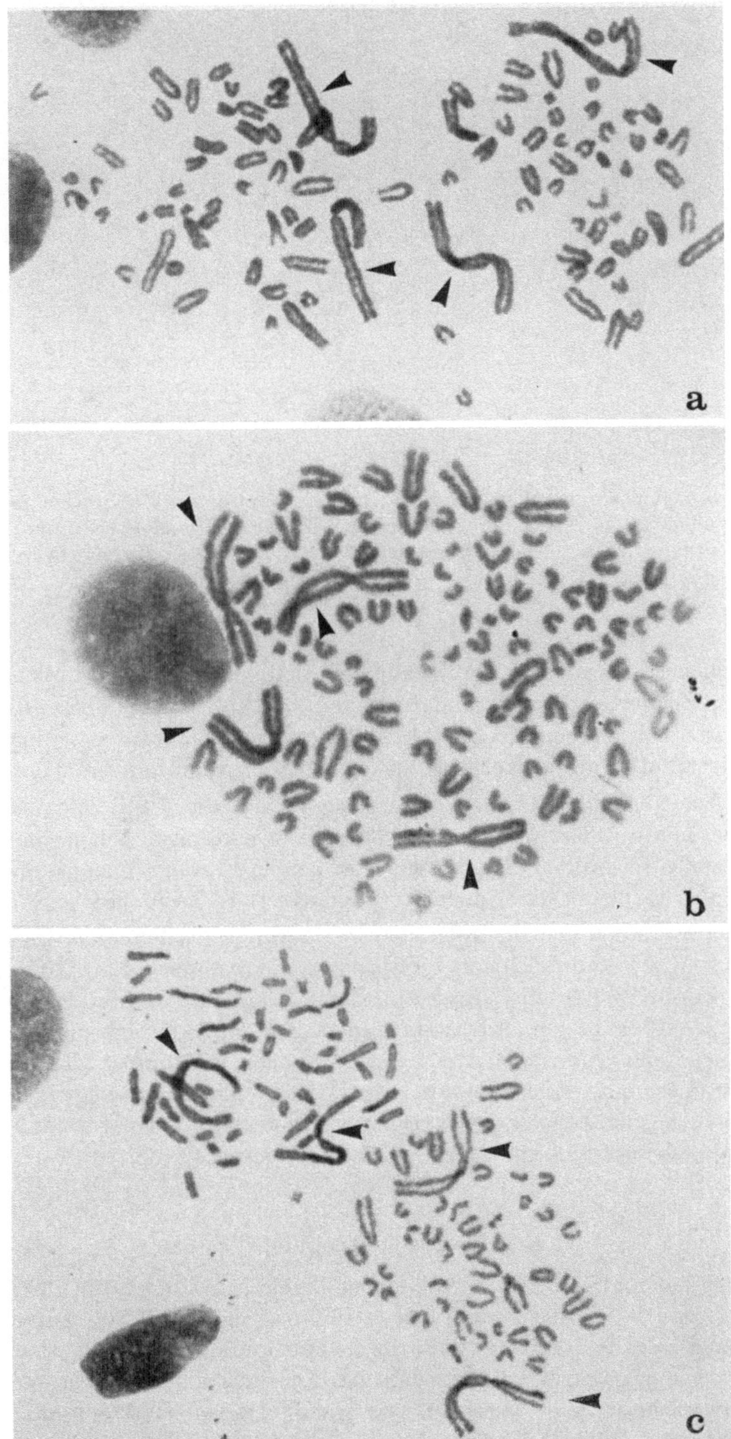

Abb. 27a—c. Tetraploide Mitosen in Chromosomenpräparaten von M. agrestis (♀). a Getrennte Anordnung von zwei diploiden Chromosomengruppen bei gleicher Kondensation der Chromosomen, b gemeinsame tetraploide Metaphasenplatte mit zufälliger Anordnung der Markerchromosomen, c Separation und verschiedene Kondensation zweier diploider Chromosomengruppen. Die Pfeile bezeichnen die X-Chromosomen. Diamantfuchsinfärbung

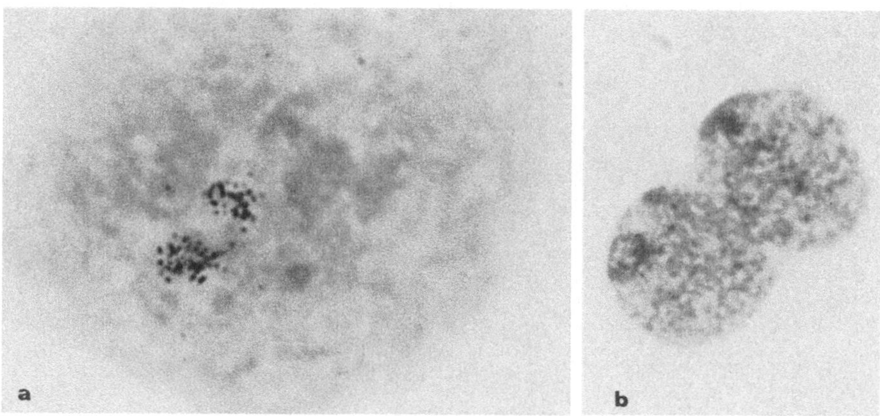

Abb. 28a u. b. Asynchrone Markierung mit ³H-Thymidin einer zweikernigen Zelle im Prophasestadium (4 Std nach Markierung). a Markiert, Pararosanilin-Methylgrün-Färbung, b unmarkiert, Feulgenfärbung. Die Chromozentren liegen in beiden Kernen in verschiedenen Positionen

bisher keinen Hinweis dafür, daß sich die einmal gebildete Struktur der Chromozentren im Zellcyclus ändert, sondern finden in allen Cyclusperioden die gleichen Häufigkeiten von Kernen mit stark kondensierten Chromozentren, aufgelockerten Chromatinstrukturen und Kernen ohne sichtbare Chromozentren (Pera, 1969b).

In einzelnen Fällen finden sich in Präparaten, die 4 Std nach Markierung mit ³H-Thymidin fixiert worden sind, Mitosen zweikerniger Zellen, die zwar eine gleiche Kondensation der Chromosomen in beiden Chromosomengruppen zeigen, in denen aber nur einer der beiden Kerne markiert ist (Abb. 28).

Insgesamt finden wir in 10% der zweikernigen Zellen einen asynchronen Beginn der Mitose (unterschiedliche Chromosomenkondensation). 10% der zweikernigen Zellen weisen eine unterschiedliche Lage und Struktur der Chromozentren auf. Auch in der S-Periode zeigen 10% aller zweikernigen Zellen ein asynchrones Replikationsmuster. Es ist zwar naheliegend, daß alle diese zweikernigen Zellen durch eine Fremd-Zellfusion entstanden sind, doch folgt hieraus nicht, daß alle synchronen Zellen Schwesterkerne enthalten müssen. Für die nähere Erläuterung dieser Befunde sei auf die Diskussion verwiesen (S. 78).

## V. Entstehung heteroploider Zellen

Die Entstehung von Zellen mit einem anderen als dem diploiden Chromosomensatz konnte in den Präparaten von M. agrestis teilweise durch Lebendbeobachtung verfolgt werden, teils durch Autoradiographie, Photometrie und andere Methoden nachgewiesen werden. Als Ergebnis solcher Heteroploidisierungen fanden sich haploide, triploide, tetraploide, hexa- und octoploide Zellen, sowie Zellen noch höherer Ploidie.

Als Ursachen dieser Veränderungen der Ploidie konnten verschiedene Polyploidisierungs- und Reduktionsmechanismen ermittelt werden.

# 1. Polyploidisierung

## a) Endoreduplikation

In-vitro-Polyploidisierungen werden oft nur auf Endoreduplikationen oder Endomitosen zurückgeführt. Nähere Einzelheiten über diese Mechanismen werden in der Diskussion besprochen. Die hier mitgeteilten Untersuchungen dienten dazu, die Häufigkeit dieser Polyploidisierungsmechanismen in unserem Material zu ermitteln.

Das typische Produkt einer Endoreduplikation, eine tetraploide Mitose, in der je zwei der vier homologen Chromosomen zu Diplochromosomen angeordnet sind (Abb. 29), ist in Chromosomenpräparaten leicht zu erkennen.

Zur Bestimmung der Häufigkeit der durch eine Endoreduplikation entstandenen polyploiden Zellen wurde unter allen tetraploiden Mitosen die Zahl der tetraploiden Mitosen mit Diplochromosomen ermittelt. Unter 1177 Mitosen einer weibl. M. agrestis waren 121 tetraploid, davon zeigten 3 Diplochromosomen (2,4%); bei einem männl. M. agrestis fand sich in 63 tetraploiden Mitosen (unter insgesamt 1339 ausgewerteten Mitosen) nur eine einzige mit Diplochromosomen (1,6%) (Abb. 29). In allen anderen tetraploiden Metaphasen waren die Chromosomen mehr oder weniger zufällig verteilt (s. Abb. 27b) bzw. zeigten eine Trennung in zwei diploide Gruppen (Abb. 27a).

Angesichts der Seltenheit von polyploiden Mitosen mit Diplochromosomen scheint die Endoreduplikation in dem von mir untersuchten Zellmaterial keine besondere Rolle als Polyploidisierungsmechanismus zu spielen.

## b) Endomitose und C-Mitose

Für das Auftreten von typischen Endomitosen ließen sich keine überzeugenden Hinweise erbringen. Zwar fanden sich in Einzelfällen Mitosen (Abb. 30), die an die bei Pflanzen und Insekten beschriebenen Endomitosen erinnern, doch ließ sich nicht sicher ausschließen, daß es sich hier um Fixierungsartefakte normaler Mitosen oder um degenerierende Zellen handelte. Trotzdem soll die Möglichkeit des Vorkommens echter Endomitosen auch in Gewebekulturen von Säugern nicht von der Hand gewiesen werden.

Doch auch für den Fall des Vorliegens echter Endomitosen läßt die große Seltenheit solcher Bilder darauf schließen, daß die Endomitose in unserem Fall keine wesentliche Bedeutung für die Polyploidisierung hat.

Das Gleiche gilt für die C-Mitose, also die Blockierung des Mitoseablaufs in der Metaphase und Restitution des Zellkerns zu einem polyploiden Interphasekern unter dem Einfluß von Colchicin oder von Analoga des Colchicins oder spontan auftretend.

Für das spontane Auftreten von Mitosen nach dem Muster der C-Mitose fanden sich nur selten Hinweise, und die Behandlung von Zellkulturen mit Colcemid, die für Chromosomenpräparationen durchgeführt wurde, war viel zu kurz (bis zu 6 Std, dann Fixierung der Kultur), um Polyploidie zu erzeugen.

## c) Zellkernfusion

Wie einleitend beschrieben, setzt sich die Ploidie einer Zelle aus der Summe der Ploidien der in der Zelle vorhandenen Kerne zusammen. Daß diese Addition

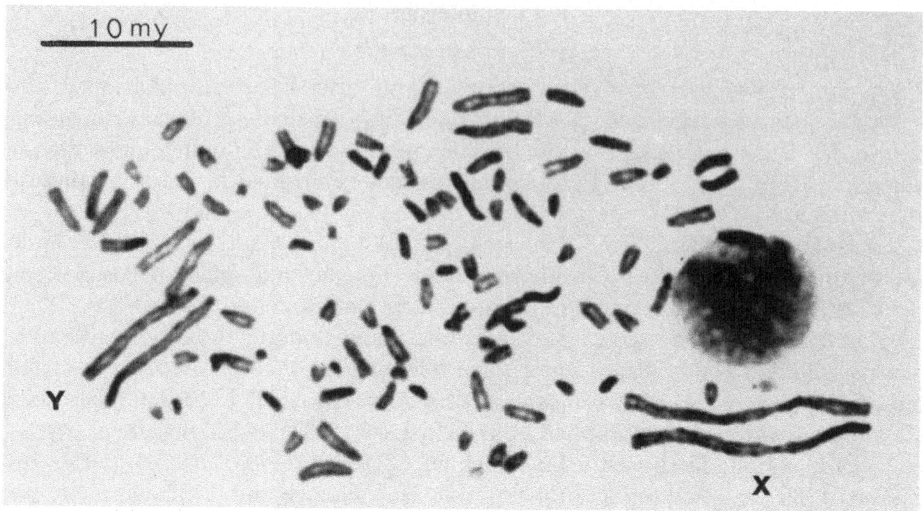

Abb. 29. Durch Endoreduplikation entstandene tetraploide Metaphase aus einer Fibroblastenkultur von männl. M. agrestis (*X Y*) mit Diplochromosomen. Diamantfuchsinfärbung

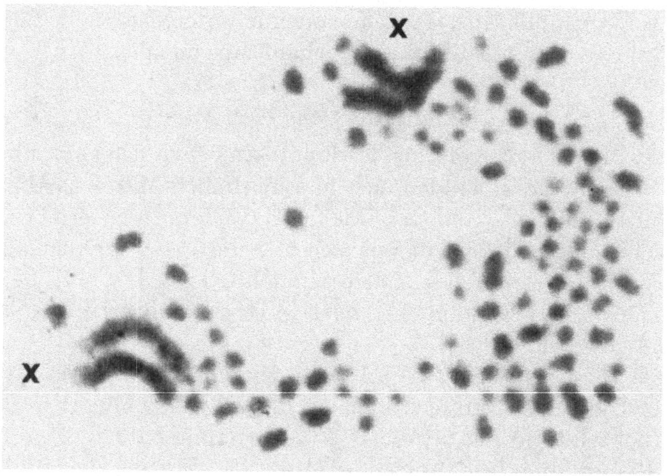

Abb. 30. Fragliche Endomitose aus einer mit Colchicin und hypotonischem Schock behandelten Nierenepithelkultur von ♀ M. agrestis. Diamantfuchsinfärbung

zulässig ist, zeigt die Beobachtung, daß Zellkerne in mehrkernigen Zellen synchron in die Mitose treten und ihre Chromosomen zu einer gemeinsamen Metaphasenplatte vereinigen können. Dies ist sowohl in mehrkernigen Zellen mit Schwesterkernen als auch in Zellen mit Kernen verschiedener Herkunft möglich. Durch Fusion von Zellen unterschiedlicher Ploidien können alle denkbaren Ploidiesummen entstehen, von der Ausnahme abgesehen, daß sich ein Teil der Kerne nicht an der Mitose beteiligt (Asynchronie in der Mitose).

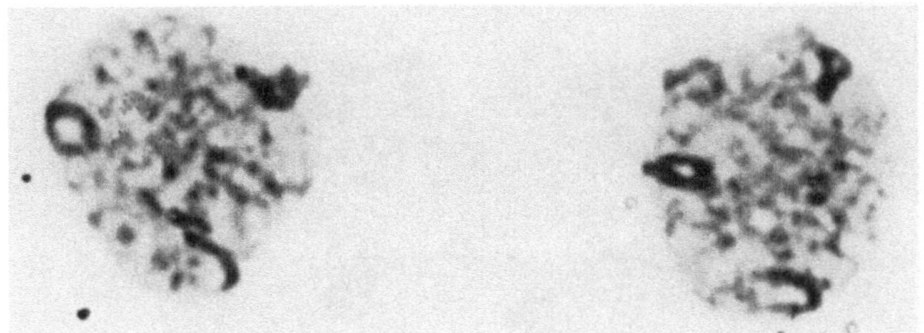

Abb. 31. Tetraploide Zellkerne aus einer Nierenkultur von ♀ M. agrestis in der Rekonstruktionsphase. Feulgenfärbung

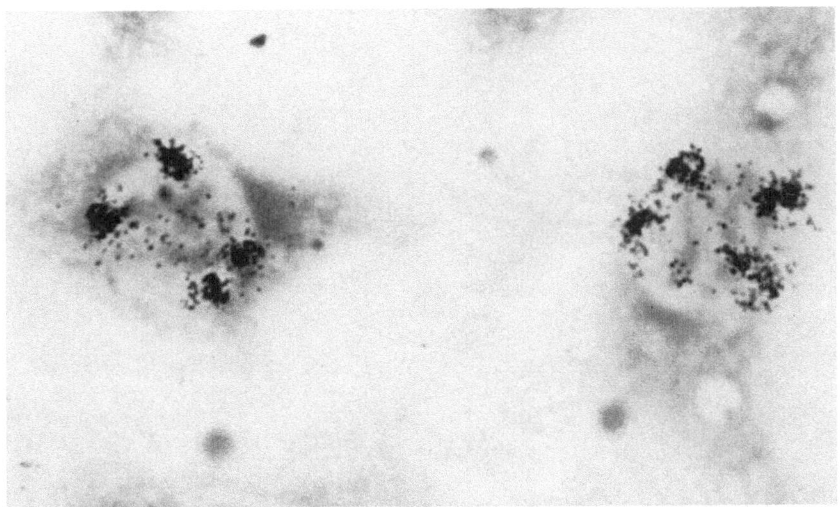

Abb. 32. Tetraploide Schwesterkerne aus einer Nierenkultur von ♀ M. agrestis mit je 4 Markierungszentren; 8 Std nach Markierung mit $^3$H-Thymidin fixiert. Färbung: Pararosanilin-Methylgrün

Bei der Mitose einer Zelle mit zwei diploiden Kernen bilden die Chromosomen der beiden Kerne eine gemeinsame tetraploide Metaphasenplatte (siehe Abb. 27). Durch eine bipolare Spindel entstehen dann zwei tetraploide Tochterkerne (Abb. 31 und 32; bei diesen Abbildungen ist natürlich nicht zu unterscheiden, ob es sich um die Tochterkerne der Mitose eines tetraploiden Kerns oder der synchronen Mitose zweier diploider Kerne handelt).

Fehlt bei dieser Mitose die anschließende Teilung des Cytoplasmas, entsteht also eine zweikernige Zelle mit zwei tetraploiden Kernen (Abb. 33), so ist es möglich, daß in der nächsten Mitose eine octoploide Metaphase entsteht (Abb. 34) und aus dieser zwei octoploide Tochterkerne. Dieser Mechanismus kann sich wiederholen, wodurch die Chromosomenzahl jedesmal verdoppelt wird. Die höchste in Chromosomenpräparaten von M. agrestis gefundene Ploidiestufe war eine ca. 32-ploide Metaphase (Abb. 35).

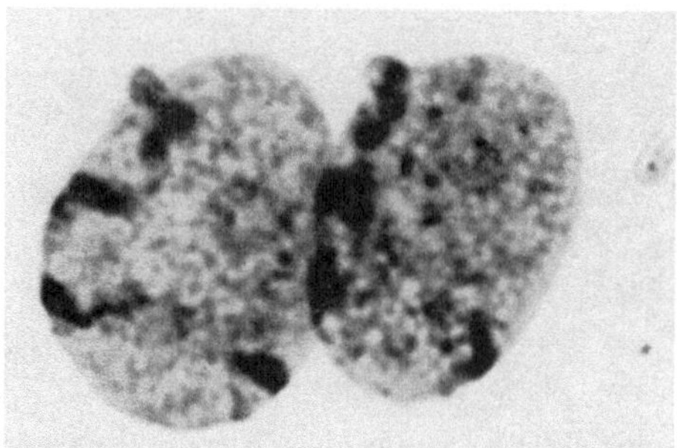

Abb. 33. Zweikernige Zelle mit zwei tetraploiden Zellkernen aus einer Nierenkultur von M. agrestis. Die Lage der vier Chromozentren ist in beiden Kernen nahezu deckungsgleich. Feulgenfärbung

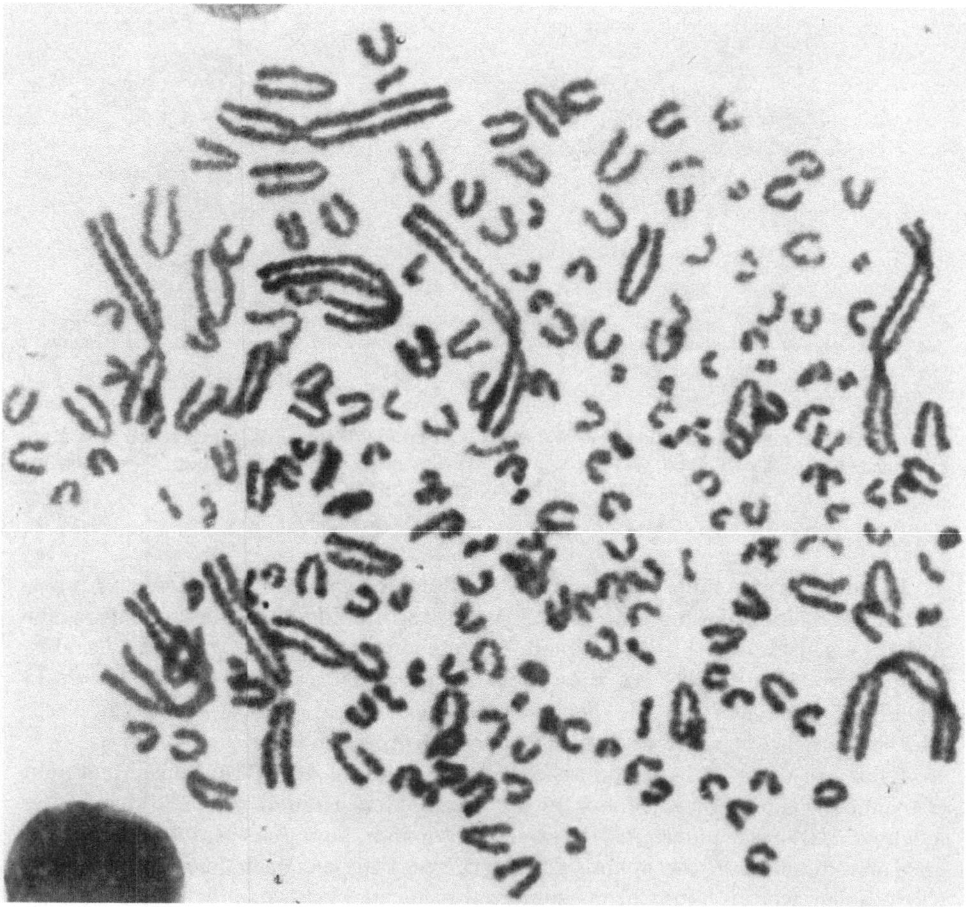

Abb. 34. Octoploide Metaphase mit 200 Chromosomen und je 8 Markerchromosomen von ♀ M. agrestis. Diamantfuchsinfärbung

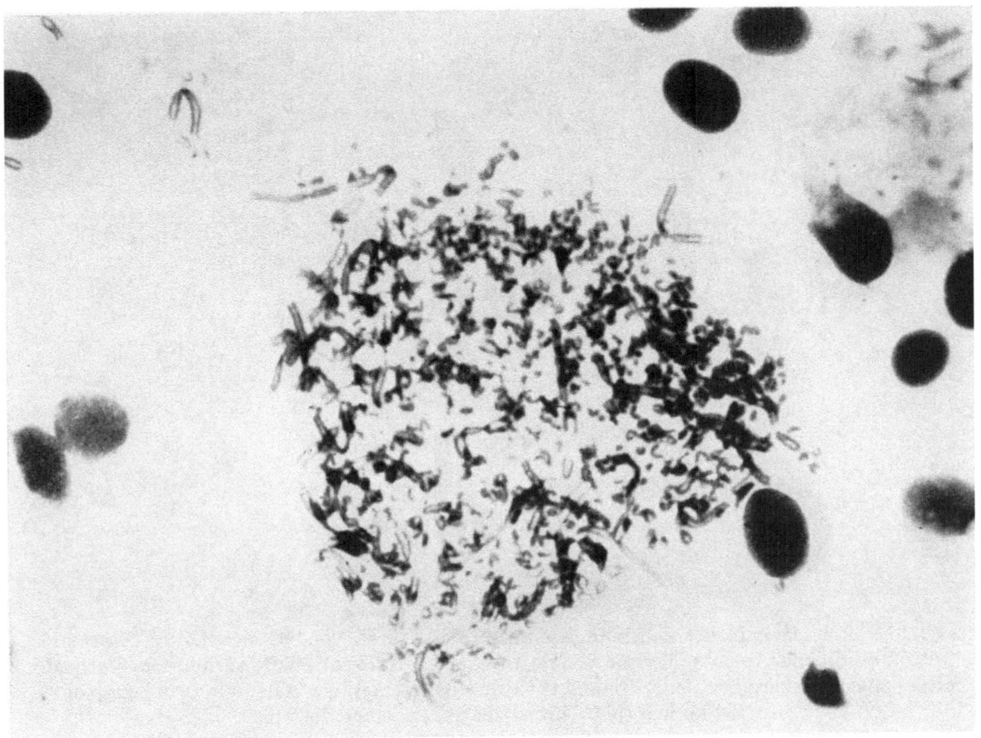

Abb. 35. Hochpolyploide Metaphase mit mindestens 29 (32 ?) X-Chromosomen.
Diamantfuchsinfärbung

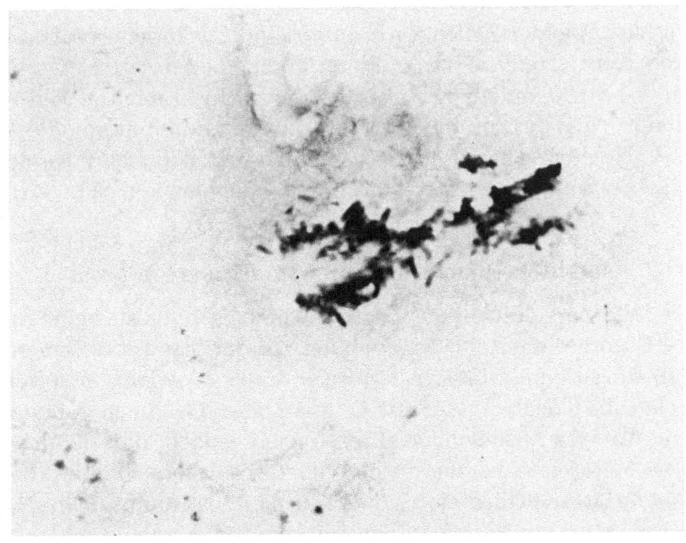

Abb. 36. Multipolare Mitose aus einer Fibroblastenkultur von ♀ M. agrestis. Färbung:
Pararosanilin-Methylgrün

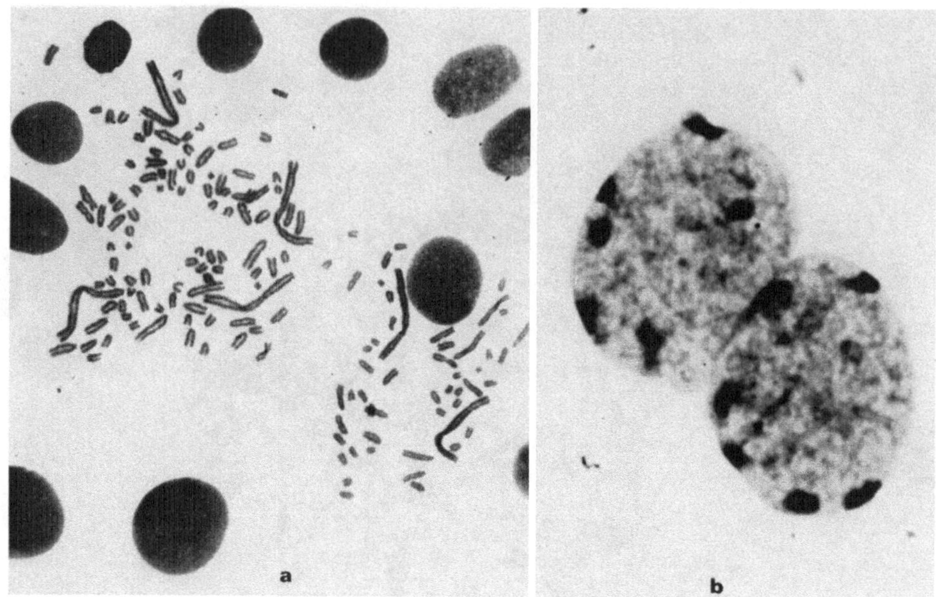

Abb. 37a u. b. Hexaploide Zellen in Nierenepithelkulturen von M. agrestis. a Tetraploide
(links) und diploide (rechts) Metaphasenplatte in enger Nachbarschaft, vermutlich synchrone
Mitose einer zweikernigen Zelle. Diamantfuchsin. b Zweikernige Zelle mit zwei hexaploiden
Zellkernen (je 6 Chromozentren). Feulgenfärbung

Allerdings finden in solchen Riesenzellen oft keine regelrechten Mitosen mehr
statt, sondern die Kerne degenerieren oder ihre Chromosomenzahl wird durch
vielpolige Mitosen wieder reduziert (Abb. 36).

Die Bildung hexaploider Zellen wird durch eine Fusion eines tetraploiden mit
einem diploiden Kern erreicht. (Für andere Möglichkeiten der Entstehung hexaploider Zellen s. S. 60 und 80.) In hypotonisch behandelten Chromosomenpräparaten finden sich des öfteren eine tetraploide und eine diploide Metaphase
in unmittelbarer Nachbarschaft (Abb. 37a). Ebenso finden sich hexaploide Interphasekerne, die fast immer zu je zweien in einer Zelle liegen (Abb. 37b).

## 2. Somatische Reduktion durch multipolare Mitosen

Multipolare Mitosen gelten allgemein als pathologisch, da sie keine regelmäßige
Aufteilung der Chromosomen bewirken sollen. In der Tat ist es rein rechnerisch
unmöglich, daß durch eine tripolare Mitose in einer diploiden oder tetraploiden
Zelle drei gleichgroße Tochterkerne mit vollständigen Genomen gebildet werden.

Eine genaue Analyse mehrpoliger Mitosen zeigt jedoch, daß die drei Schenkel
einer tripolaren Metaphase selten gleich viel Chromosomenmaterial enthalten,
sondern daß sie meist verschiedene Größe haben. Es ist dann auch möglich, daß
aus einer solchen asymmetrischen mehrpoligen Mitose zwar nicht gleichgroße,
aber doch Tochterkerne mit vollständigen haploiden Sätzen oder Vielfachen des
haploiden Satzes entstehen. Unsere bisherigen Untersuchungen (Schwarzacher und

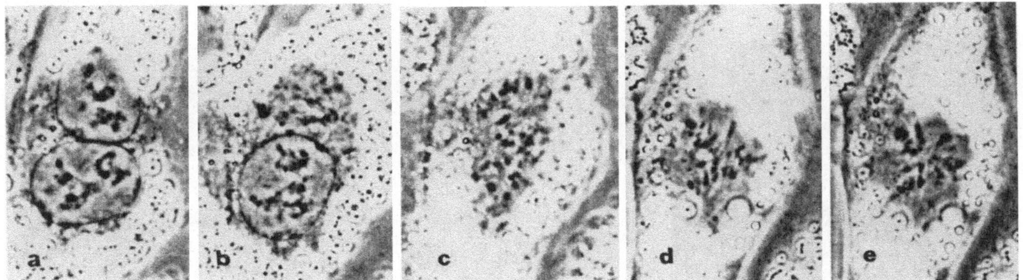

Abb. 38 a—e. Lebendbeobachtung in Nierenkulturen von ♀ M. agrestis: Teilung einer zweikernigen Zelle bis zur Ausbildung einer tripolaren Spindel. Phasenkontrast

Pera, 1969; Pera und Schwarzacher, 1969b; Pera, 1969c) haben gezeigt, daß durch
tripolare Mitosen in diploiden Zellen zwei haploide und ein diploider Tochterkern gebildet werden; tripolare Mitosen in tetraploiden Zellen können Tochterkerne bilden, deren Ploiden sich wie 3:3:2, 4:2:2 und 4:3:1 verhalten.

Häufig fehlt nach multipolaren Mitosen die Cytoplasmateilung; es entstehen
dann drei- und mehrkernige Zellen.

Die Ausbildung einer multipolaren Mitose in einer zweikernigen Zelle zeigt
die Lebendbeobachtung in Abb. 38. Der Beginn der Prophase ist in den beiden
Kernen nicht gleichzeitig (Abb. 38b); drei Minuten nach der Auflösung der Kernmembran des einen Kerns folgt der andere nach. Die Chromosomen beider Kerne
bilden daraufhin eine gemeinsame Metaphasenfigur, die eine tripolare Anordnung
erkennen läßt. Die genaue Anordnung der Chromosomen ist wegen ihrer drei-
dimensionalen Ausdehnung in der lebenden Zelle nicht in allen Stadien zu erkennen.

Da die auf die Abb. 38e unmittelbar folgenden Teilungsphasen wegen der
starken Überlagerung der Chromosomen durch lichtbrechende Bläschen im Cytoplasma keine klare Aussage lieferten, wird hier auf ihre photographische Wieder-
gabe verzichtet. Nach Abschluß der Cytoplasmateilung wurde die Zelle unter dem
Mikroskop fixiert und anschließend nach Feulgen gefärbt (Abb. 39). An den fixierten Tochterzellen lassen sich die Teilungsprodukte untersuchen. Es entstanden
zwei Tochterzellen, eine mit einem Kern, die andere mit zwei Zellkernen.

Die Zahl der Chromozentren in den Zellkernen legte schon die Vermutung
nahe, daß es sich um einen tetraploiden und einen haploiden Kern in der einen,
und um einen triploiden Kern in der anderen Zelle handelte. In der anschließend
an die Feulgenfärbung durchgeführten cytophotometrischen Bestimmung des relativen DNS-Gehalts ergab sich, daß die Zahl der Chromozentren dem DNS-Gehalt
der einzelnen Kerne proportional war, daß also sehr wahrscheinlich durch die
multipolare Mitose eine Aufteilung der Chromosomen der Mutterzelle in ganzen
Genomen eingetreten war.

Das gleiche Ergebnis, nämlich die Aufteilung der Chromosomen im Verhältnis
4:3:1, wurde in einer dreikernigen Zelle (Abb. 40) gefunden, die vermutlich durch
den gleichen Mechanismus entstanden war, jedoch die Cytoplasmateilung nicht
oder noch nicht durchgeführt hatte. Auch hier zeigen die Zahl der Chromozentren

4*

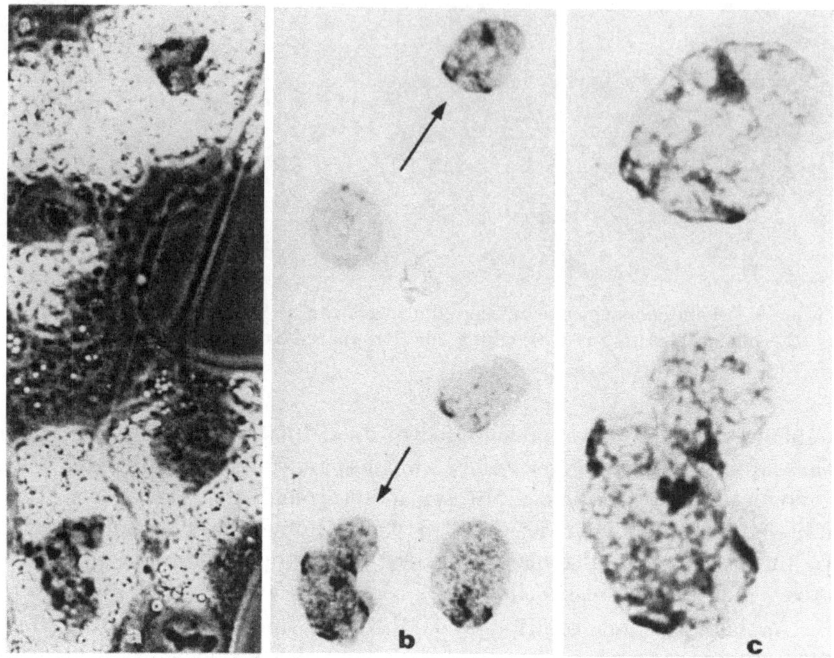

Abb. 39a—c. Die gleiche Zelle wie in Abb. 38 nach der Cytoplasmatrennung und Restitution der Tochterkerne. a Lebendbeobachtung, b nach Fixierung und Feulgenfärbung, c Tochterkerne stärker vergrößert

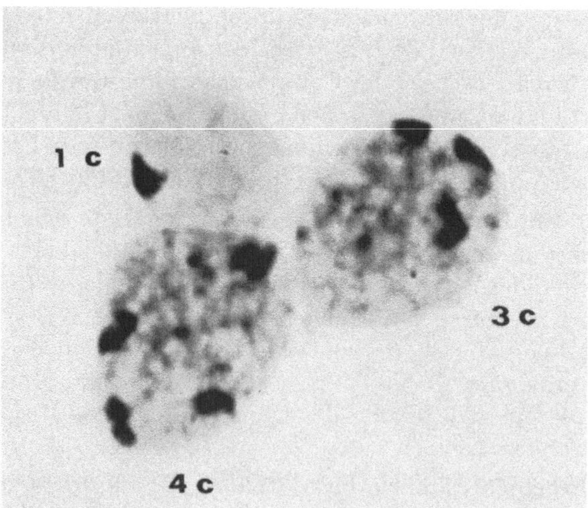

Abb. 40. Dreikernige Zelle aus einer Nierenepithelkultur von ♀ M. agrestis. Zellkerne mit 1, 3 und 4 Chromozentren mit Angabe des relat. DNS-Gehalts der drei Kerne. Feulgenfärbung

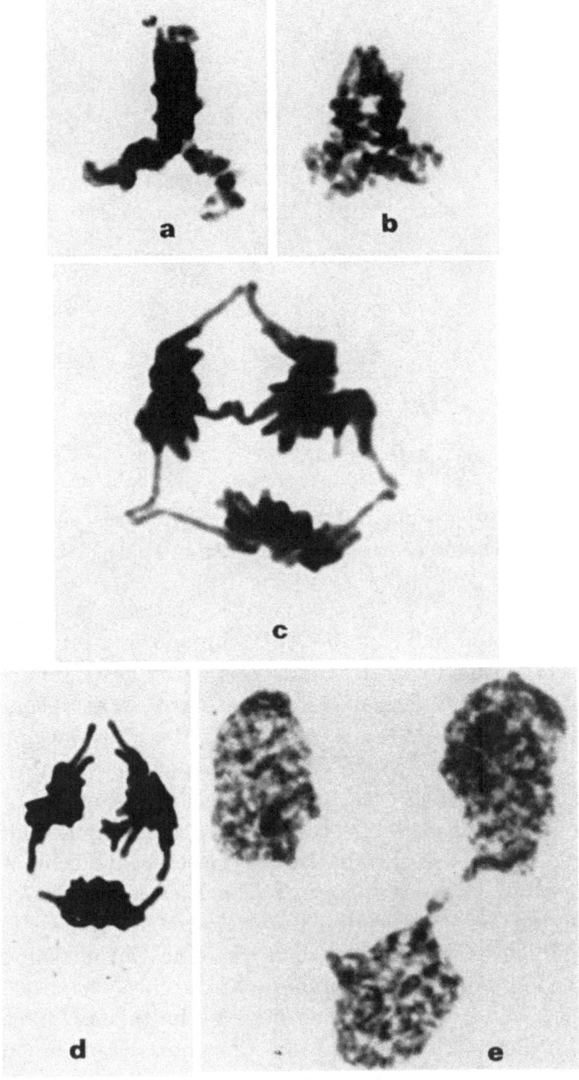

Abb. 41a—e. Tripolare Mitosefiguren aus Zellkulturen weiblicher M. agrestis. Relat. DNS Gehalt der Mitosen: 8c (= tetraploid). a Metaphase mit einem längeren und dickeren und zwei kürzeren, dünneren Schenkeln. b Beginn der Anaphase, Bildung einer kleineren und zwei größeren Tochterchromosomengruppen. c Anaphase mit Verbindungen der drei Tochtergruppen durch vier große Chromatidpaare (= X-Chromosomen). Relat. DNS-Gehalt der beiden Gruppen mit je 3 X-Chromatiden = 3c (triploid), der Gruppe mit 2 X-Chromosomen = 2c (diploid). d Anaphase mit fast vollzogener Chromatidentrennung. DNS-Gehalt wie bei c. e Rekonstruktionsphase mit gleicher Chromosomenverteilung. Feulgenfärbung

und der DNS-Gehalt der einzelnen Kerne, daß ein tetraploider, ein triploider und ein haploider Kern entstanden war.

Neben der Aufteilung der Chromosomen in tetraploiden Zellen durch tripolare Mitosen nach dem Verhältnis 4:3:1 wurden auch andere Verteilungsformen

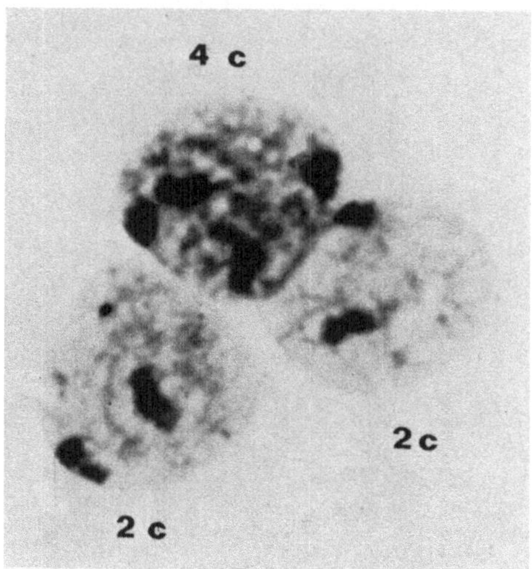


Abb. 42. Dreikernige Zelle aus einer Nierenkultur von ♀ M. agrestis mit zwei diploiden Kernen und einem tetraploiden Kern. Feulgenfärbung

gefunden. Am häufigsten ließ sich die Entstehung von zwei triploiden und einem diploiden Tochterkern nachweisen. Diese Verteilung kann schon aus den Größen der drei Schenkel einer tripolaren Metaphase (Abb. 41a) vermutet werden. Der weitere Verlauf der Mitose läßt die Aufteilung der Chromosomen, insbesondere in Abb. 41c am Beispiel der großen Geschlechtschromosomen deutlich erkennen; diese ragen aus den drei Tochterchromosomengruppen hervor, d.h. sie vollziehen ihre Chromatidentrennung als letzte von allen Chromosomen (die verspätete Chromatidentrennung der heterochromatischen Geschlechtschromosomen läßt sich auch an normalen bipolaren Anaphasen beobachten (s. Abb. 17, S. 26).

Die Bestimmung der Ploidie der Tochterkerne in den späten Mitosestadien ist nur durch die DNS-Messung möglich, da eine Chromosomenzählung wegen der dichten Lagerung der Chromosomen nicht durchführbar ist.

Als Beispiel für die Verteilung nach dem Verhältnis 4:2:2 zeigt Abb. 42 eine dreikernige Zelle, die (nach der Zahl der Chromozentren und dem relat. DNS-Gehalt) einen tetraploiden und zwei diploide Kerne enthält.

In tetraploiden Mitosen mit vierpoliger Spindel ist es möglich, daß vier diploide Tochterkerne entstehen. Abb. 43 zeigt vier gleichartig markierte Zellkerne aus einem Präparat, das 8 Std nach Markierung mit ³H-Thymidin fixiert wurde. Es ist denkbar, daß es sich um die vier diploiden Tochterkerne einer tetrapolaren Mitose handelt. Sie könnten allerdings auch durch gleichzeitige Trennung zweier benachbarter Zellen entstanden sein.

Weitere Verteilungsformen bei multipolaren Mitosen tetraploider Zellen als die hier näher beschriebenen sind zwar theoretisch denkbar, wurden aber bisher nicht sicher nachgewiesen.

Tripolare Mitosen kommen, wenngleich seltener als in polyploiden Zellen, auch in diploiden Zellen vor. Über diese Fälle haben wir bereits berichtet (Pera und Schwarzacher, 1969). Hierbei können drei Tochterkerne entstehen, zwei mit einem

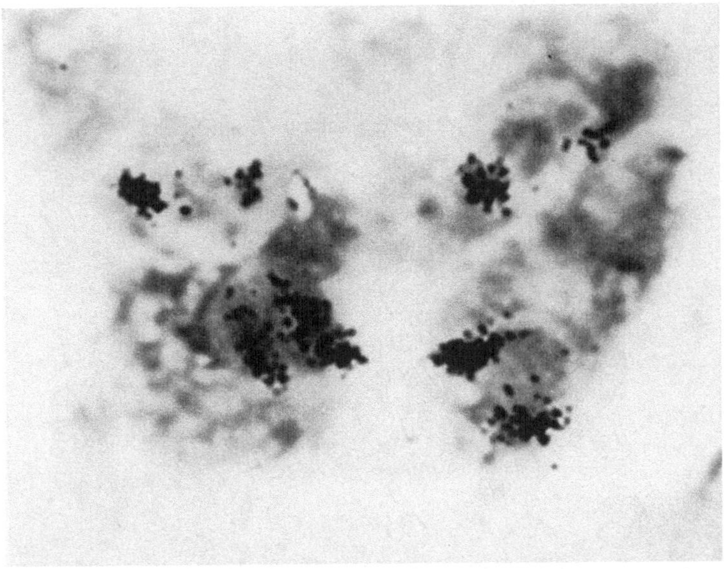

Abb. 43. Vier gleichartig markierte Zellkerne kurz nach der Mitose, die als diploide Tochterkerne einer tetrapolaren Mitose angesehen werden können. Pararosanilin-Methylgrün

haploiden DNS-Gehalt und je einem Chromozentrum, einer mit diploidem DNS-
Gehalt und zwei Chromozentren.

Unter 1000 Mitosen aus verschiedenen Präparaten weiblicher M. agrestis fanden
sich 44 Mitosen mit multipolarer Spindelanordnung (4,4%); von diesen waren
33 tripolar, 9 tetrapolar und 2 zeigten mehr als 4 Pole. Nach den Ergebnissen
der DNS-Messung waren 10 dieser 44 multipolaren Mitosen diploid, 29 tetraploid und 5 octoploid.

In Abb. 44 werden schematisch alle bisher von mir beobachteten Möglichkeiten
der Aufteilung der Chromosomen durch bi- und multipolare Mitosen zusammengefaßt.

Durch multipolare Mitosen wird, indem mehr als zwei Tochterkerne entstehen,
die Chromosomenzahl eines Kerns reduziert. Eine somatische Reduktion der
Chromosomenzahl durch multipolare Mitosen wurde bisher meist als pathologisch
angesehen. Unsere Ergebnisse zeigen, daß bei den untersuchten tripolaren Mitosen diploider und tetraploider Zellen im Regelfall euploide Tochterkerne entstehen, daß hier also keine zufällige, sondern eine nach ganzen haploiden Sätzen
geordnete Verteilung des Chromosomenmaterials stattfindet. Es ist jedoch nicht
auszuschließen, daß bei hoch-polyploiden Zellen mit vielpoligen Spindelanordnungen Abweichungen von der geordneten Verteilung eintreten können. Aneuploide
Tochterzellkerne wurden in unserem Material jedoch nicht gefunden; dies könnte
daran liegen, daß derartige Zellen nicht lebensfähig und unseren Untersuchungen nicht zugänglich sind.

Nur für die Verhältnisse in vitro nachgewiesen, aber möglicherweise auch
in vivo vorkommend, sind multipolare Mitosen somit verantwortlich für die
Bildung haploider, triploider und teilweise auch tetraploider Zellen.

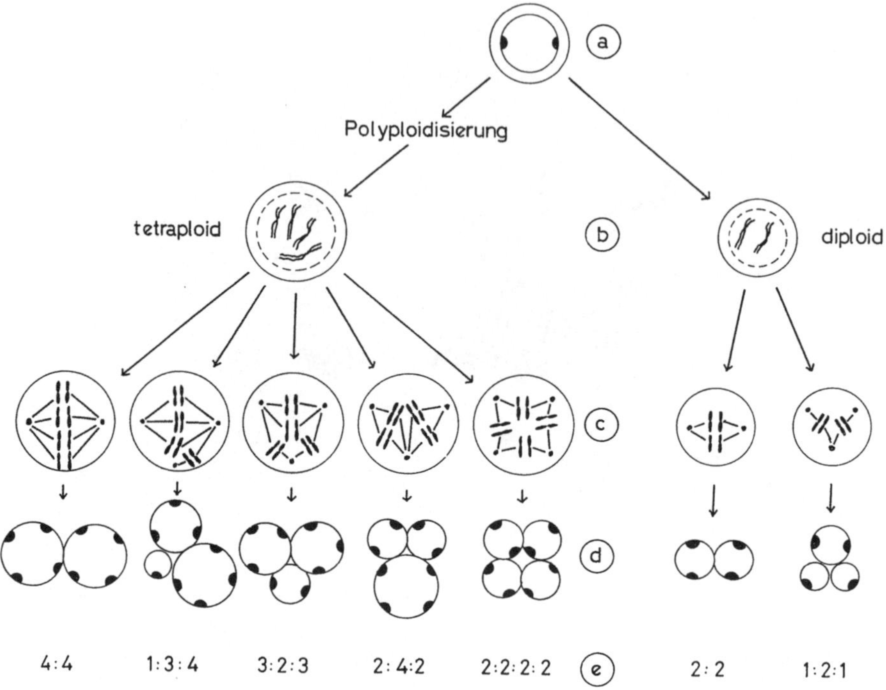


Abb. 44 a—e. Schema der Aufteilung des chromosomalen Materials in diploide (rechts) und tetraploide Zellen (links) durch bipolare und multipolare Mitosen. a Diploide Ausgangszelle mit zwei Chromozentren, b Prophasestadium, c Anaphasestadium, d Tochterkerne (je ein Chromozentrum symbolisiert einen haploiden Chromosomensatz), e Ploidieverhältnis der Tochterkerne

## VI. Der Zellcyclus heteroploider Zellen

Da die Untersuchungen des relativen DNS-Gehalts von Interphasekernen aus Nierenepithelkulturen mit und ohne sichtbare große Chromozentren ergeben haben, daß das Auftreten von sichtbaren Heterochromatinstrukturen nicht an bestimmte Ploidieklassen gebunden ist, sondern mit annähernd gleicher Häufigkeit in allen Ploidieklassen vorkommt (s. S. 30), und auch frühere Untersuchungen gezeigt haben, daß das Verhältnis von Zellkernen mit und ohne Chromozentren in jedem der drei Interphasestadien das gleiche ist (Pera, 1969b), ist es zulässig, die Verteilung der Ploidien von Interphasekernen in der Gesamtpopulation von Nierenepithelzellkulturen allein aufgrund der Zahl der Chromozentren zu bestimmen; hierbei wurde allerdings in Zellkernen mit fusionierten Chromozentren, um eine Verwechslung mit einer niedrigeren Ploidiestufe auszuschließen, jeweils der relative DNS-Gehalt bestimmt.

Die nach diesen Kriterien bestimmte Verteilung der Interphasekerne nach ihrer Ploidie ist in Tabelle 8 zusammengestellt. Wie Tabelle 8 zeigt, finden sich in allen untersuchten Präparaten nahezu die gleichen Häufigkeiten für eine bestimmte Ploidieklasse.

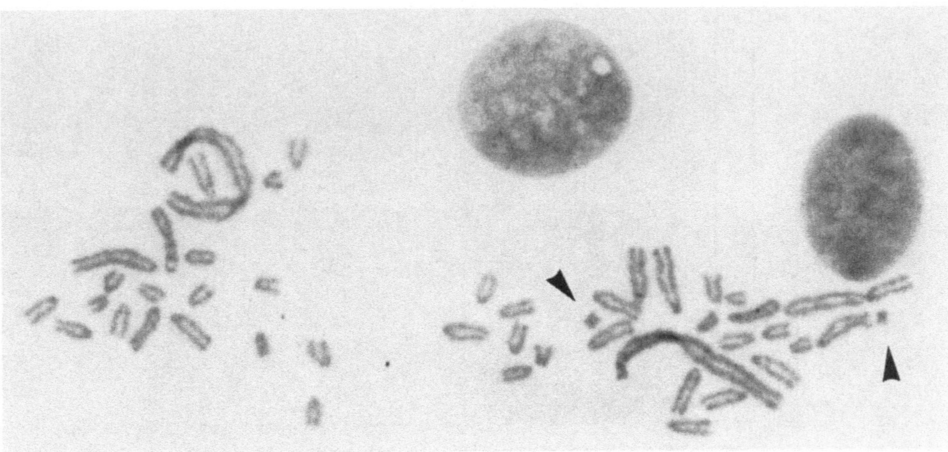

Abb. 45. Diploide Metaphase (48 Chromosomen: 2 Chromosomen liegen außerhalb des Bildausschnitts) von ♀ M. agrestis. Scheinbare Genomsonderung in zwei haploide Chromosomengruppen, aber das Markerchromosom Nr. 24 (Pfeile) liegt mit beiden Homologen in der rechten Gruppe. Diamantfuchsin

Tabelle 8. *Ploidieverteilung von Interphasekernen (Angaben in Prozent) aus 6 verschiedenen Nierenepithelkulturen von ♀ M. agrestis*

| Nr. | 1n | 2n | 3n | 4n | 6n | 8n | Zellzahl |
|---|---|---|---|---|---|---|---|
| 1. | — | 93,2 | 2,5 | 4,0 | 0,3 | — | 1000 |
| 2. | — | 93,6 | 2,0 | 4,3 | — | 0,1 | 1000 |
| 3. | 0,2 | 93,8 | 2,4 | 3,4 | 0,2 | — | 1000 |
| 4. | — | 94,4 | 2,0 | 3,4 | 0,2 | — | 1000 |
| 5. | — | 94,5 | 2,3 | 3,2 | — | — | 1000 |
| 6. | — | 95,3 | 2,1 | 2,5 | 0,1 | — | 1000 |

## 1. Haploide Kerne

Zellkerne mit dem halben DNS-Gehalt eines diploiden G1-Kerns (1c) und nur einem einzigen normal großen Chromozentrum habe ich bisweilen gefunden, fast immer in mehrkernigen Zellen zusammen mit Kernen höherer Ploidie (s. Abb. 39 und 40). Haploide Kerne in der S-Periode oder in der Mitose wurden dagegen nie beobachtet; es ist deshalb wahrscheinlich, daß sie zu einem normalen Zellcyclus nicht fähig sind und bald absterben.

In Chromosomenpräparaten treten bisweilen diploide Mitosen auf, in denen zwei annähernd gleichgroße Chromosomengruppen mit je einem Geschlechtschromosom getrennt voneinander vorliegen (Abb. 45). Die nähere Analyse der Chromosomen in Abb. 45 ergab jedoch, daß diese Chromosomentrennung nicht im Sinne einer Genomsonderung (2 vollständige haploide Chromosomensätze in getrennten Gruppen), gedeutet werden kann, da die Markerchromosomen Nr. 24 nicht getrennt sind, sondern beide Homologe in einer Gruppe liegen. Es erscheint in diesen Fällen wahrscheinlicher, daß es sich um eine präparationsbedingte zufällige Sonderung der Chromosomen handelt.

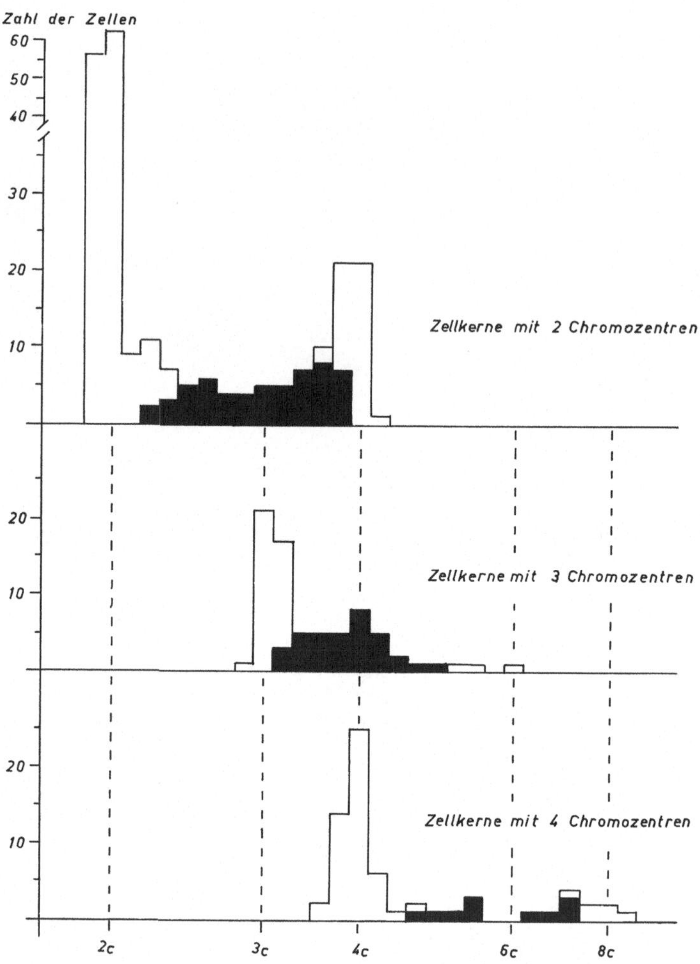



Abb. 46. Verteilung der Zellkerne mit zwei, drei und vier Chromozentren nach ihrem relat. DNS-Gehalt. Schwarz: markierte Kerne ($^3$H-Thymidin, 10 min)

## 2. Triploide Kerne

Bei Messungen des relativen DNS-Gehalts feulgengefärbter Zellkerne in einer Nierenkultur von M. agrestis zeigen die Zellkerne mit drei Chromozentren eine gegenüber Kernen mit zwei Chromozentren und Kernen mit vier Chromozentren deutlich verschobene Häufigkeitsverteilung (Abb. 46). Während diploide Kerne einen relativen DNS-Gehalt zwischen 2c und 4c zeigen, finden wir in triploiden Kernen Werte zwischen 3c und 6c. In Präparaten, welche 10 min vor der Fixierung mit $^3$H-Thymidin behandelt wurden, ist ein Teil der 3c-Kerne mit drei Chromozentren unmarkiert, ebenso ein Teil der 6c-Kerne (G1- bzw. G2-Periode triploider Zellen), während die dazwischenliegenden Kerne eine Markierung aufweisen.

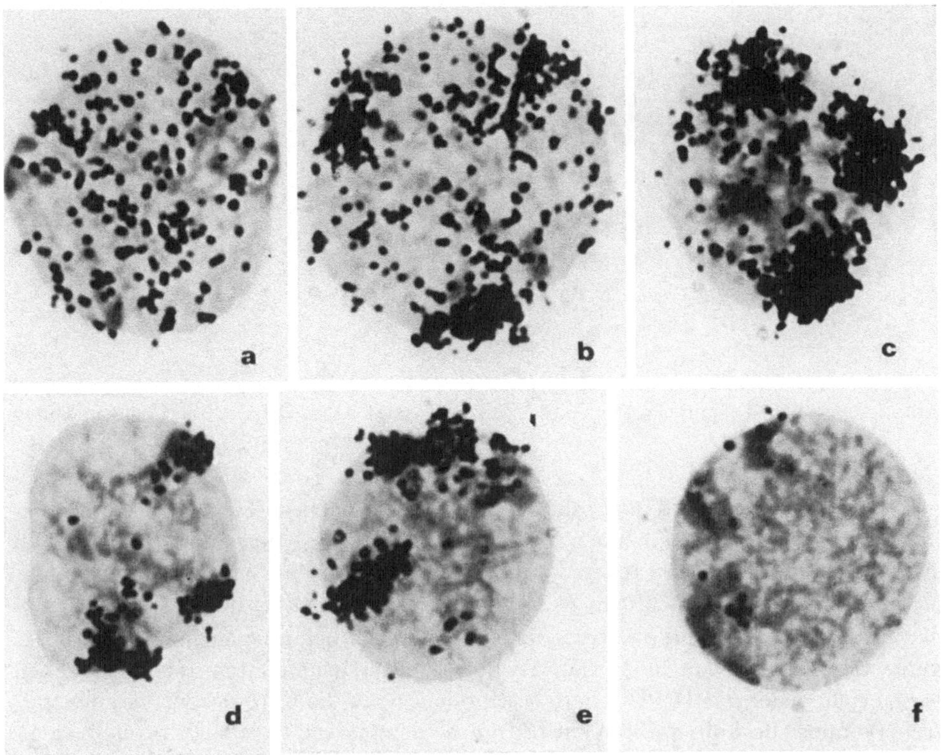

Abb. 47a—f. Triploide Zellkerne aus Nierenkulturen von ♀ M. agrestis. ³H-Thymidin-Markierungsmuster in verschiedenen Stadien der S-Periode. Feulgenfärbung

Die Analyse der markierten triploiden Kerne ergab ähnliche Markierungsmuster (Abb. 47) wie bei diploiden Kernen, nämlich Kerne, in denen die Chromozentren von der Markierung ausgespart sind (Abb. 47a), Kerne mit gleichzeitiger Synthese von Eu- und Heterochromatin (Abb. 47b und c), und Kerne, in denen nur noch das Heterochromatin, also die drei Chromozentren, markiert ist (Abb. 47d, e und f). Leider ist es bisher noch nicht gelungen, in einer größeren Zahl von markierten triploiden Zellkernen einwandfrei den Sexchromatinanteil in den Chromozentren zu lokalisieren. Es wäre für das später zu besprechende Problem der somatischen Segregation von hohem Interesse, die Verteilung der ursprünglich vier X-Chromosomen (zwei X1, zwei X2) bzw. der doppelten Zahl X-Chromatiden einer tetraploiden Mutterzelle auf die triploiden Tochterkerne zu untersuchen, wenn eine tripolare Spindel eine Chromosomenverteilung im Verhältnis 3:3:2 verursacht.

Während in unseren Kulturen in durchschnittlich 2,2% aller Zellen triploide Zellkerne (in allen Stadien der Interphase) nachgewiesen werden konnten, fand sich bei DNS-Messungen unter mehr als 2000 Zellkernen nur ein einziger triploider Zellkern im Prophasestadium (Abb. 48). In Chromosomenpräparaten konnte unter mehr als 4000 ausgewerteten Mitosen keine einzige Metaphase mit

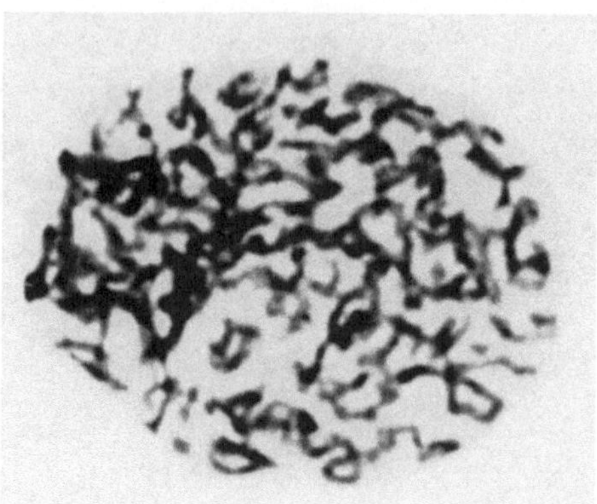

Abb. 48. Prophasestadium eines triploiden Zellkerns (relat. DNS-Gehalt: 6c). Feulgenfärbung

exakt triploider Chromosomenzahl gefunden werden. Diese Tatsache ist umso bemerkenswerter, da anzunehmen ist, daß ein Zellkern, der fähig ist, DNS zu synthetisieren, sich auch teilen kann. Als Erklärung für das Fehlen triploider Mitosen könnten drei Möglichkeiten in Betracht gezogen werden:

1. In den untersuchten Chromosomenpräparaten befanden sich zufälligerweise keine triploiden Zellen in Mitose. In hypotonisch behandelten Interphasezellen lassen sich weder der DNS-Gehalt bestimmen, noch die Chromozentren einwandfrei erkennen; deshalb mußten zur Chromosomenanalyse Parallelkulturen derjenigen Kulturen verwendet werden, in denen die DNS-Bestimmungen durchgeführt werden.

2. Triploide Interphasekerne gehen vor der Mitose zugrunde oder teilen sich zumindest nicht. Dies ist jedoch unwahrscheinlich, denn daß triploide Mitosen in diploidem Gewebe sporadisch vorkommen, wurde mehrfach beschrieben (z.B. Pawlowitzki und Cenani, 1967). Es ergaben sich auch keine Hinweise auf eine eventuelle zweite Replikation triploider Kerne (Endoreduplikation), wie sie bei Zellen, deren Mitose unterdrückt wurde, vorkommen kann (s. Diskussion, S. 66); in diesem Fall wären in der auf die zweite DNS-Synthese folgenden Mitose Hexaploidie mit Diplochromosomen zu erwarten. Die von mir beobachteten hexaploiden Mitosen wiesen jedoch stets eine zufällige Chromosomenanordnung oder eine Separation in eine tetraploide und eine diploide Chromosomengruppe auf (siehe Abb. 37a, S. 50).

3. Triploide Zellen fusionieren, da sie meist in engem Kontakt miteinander liegen, und bilden dann hexaploide Mitosen.

Ungeachtet der Mangels einer überzeugenden Erklärung läßt sich aus der extremen Seltenheit triploider Mitosen der Schluß ziehen, daß für die Produktion triploider Tochterzellen nicht triploide Mutterzellen etwa aus einer schon in vivo vorhandenen Stammlinie, sondern wahrscheinlich polyploide Mutterzellen mit multipolarer Spindel verantwortlich sind. In Deckglaskulturen finden wir nämlich triploide Interphasekerne selten isoliert liegend, wie es zu erwarten wäre, wenn triploide Zellen schon in der aus der trypsinbehandelten Niere gewonnenen Zellsuspension vorhanden gewesen wären, sondern meist paarweise nebeneinander

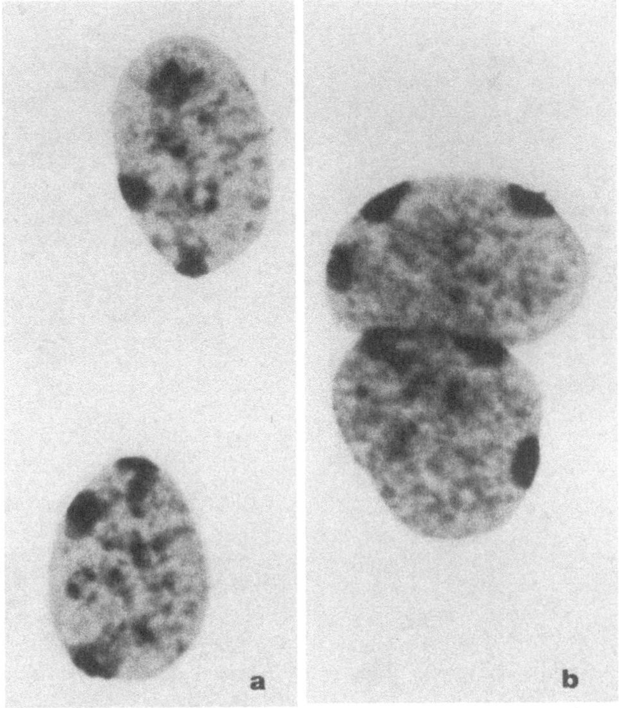

Abb. 49a u. b. Triploide Interphasekerne in Deckglaskulturen von M. agrestis. a Paarweises Nebeneinanderliegen, b Zweikernige Zelle mit zwei triploiden Kernen. Feulgenfärbung

liegend (Abb. 49a) bzw. zwei triploide Kerne in einer zweikernigen Zelle (Abb. 49b). Der zu einem solchen triploiden Kernpaar gehörige diploide Zellkern (wie er aus einer tetraploiden Zelle bei einer Verteilung nach dem Verhältnis 3:3:2 entsteht) dürfte in einer der umliegenden diploiden Zellen zu suchen sein; eine sichere Zuordnung ist hier ohne Autoradiographie nicht möglich.

### 3. Tetraploide Kerne

Tetraploide Kerne in der S-Periode zeigen die gleichen Markierungsmuster nach Markierung mit $^3$H-Thymidin wie diploide Kerne. Entsprechend der höheren Ploidie finden wir vier Chromozentren, die am Anfang der S-Periode von der Markierung ausgespart, und am Ende allein markiert sind (Abb. 50).

Beim Vergleich von Zellen der gleichen Ploidiestufe in der Mitose und in der Interphase aus Parallelpräparaten der gleichen Kultur einer ♀ M. agrestis ergaben sich unterschiedliche Häufigkeiten, die in Tabelle 9 zusammengestellt sind. Bei der Auswertung der Interphasekerne wurden nur einkernige Zellen berücksichtigt. Für tetraploide Zellen zeigt die Tabelle 9, daß rund 10% aller Mitosen, aber nur etwas mehr als 3% aller Interphasekerne tetraploid sind. Die unterschiedliche Häufigkeit tetraploider Mitosen und Interphasekerne läßt sich auf zwei Ursachen zurückführen:

F. Pera:

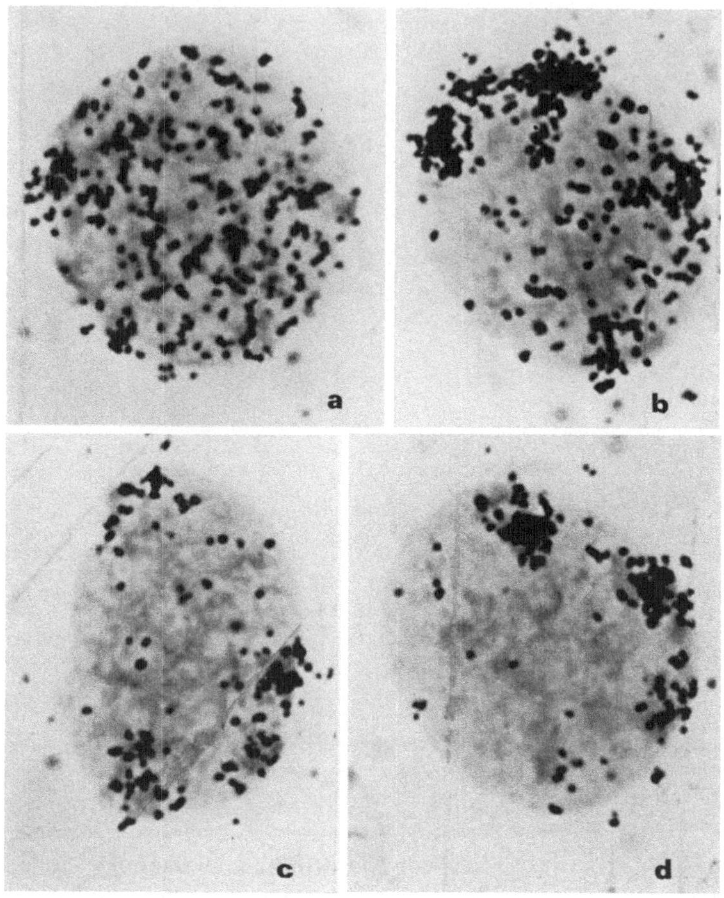

Abb. 50a—d. ³H-Thymidin-Markierungsmuster tetraploider Zellkerne aus Nierenepithel-kulturen von ♀ M. agrestis. Feulgenfärbung

Tabelle 9. *Ploidieverteilung der Zellen einer Nierenepithelkultur von ♀ M. agrestis in der Inter-phase und Metaphase*

| Ploidie | Interphase | | Metaphase | |
|---|---|---|---|---|
| | $n$ | % | $n$ | % |
| haploid | 2 | 0,05 | — | — |
| diploid | 3780 | 94,5 | 1043 | 88,9 |
| triploid | 88 | 2,2 | — | - |
| tetraploid | 125 | 3,125 | 123 | 10,3 |
| hexaploid | 5 | 0,125 | 4 | 0,3 |
| octoploid | — | — | 6 | 0,5 |
| Summe | 4000 | 100,0 | 1176 | 100,0 |

a) Je zwei diploide Interphasekerne können sich zu zweikernigen Zellen vereinigen und eine tetraploide Metaphase bilden;

b) aus einer Mitose mit tetraploidem Chromosomensatz entstehen keineswegs immer tetraploide Tochterzellen, sondern durch multipolare Mitosen auch Tochterkerne anderer Ploidie. Insgesamt 29% aller tetraploiden Mitosen zeigen in nicht-hypotonisch behandelten Präparaten eine multipolare Spindelanordnung.

Diese Befunde lassen sich mit dem oben erwähnten Fehlen von triploiden Mitosen soweit in Übereinstimmung bringen, daß auch tetraploide Zellen wahrscheinlich keine oder nur selten Stammlinien in einer Kultur bilden, von Anfang an vorhanden und sich stabil weitererhaltend, sondern in der Mehrzahl kurzlebige Zustandsformen eines ständigen Wechsels der Ploidie in der Zellpopulation sind.

# Diskussion

Über die Besprechung der in dieser Arbeit vorgelegten eigenen Befunde hinaus soll dieses Kapitel einen Überblick über die wichtigsten Mechanismen der Heteroploidisierung im Tierreich geben. Besondere Berücksichtigung sollen dabei die Verhältnisse bei Säugern erfahren, weshalb viele nur bei Pflanzen beschriebenen Mechanismen unerwähnt bleiben müssen, und das wichtige Problem der polytänen Chromosomen nur andeutungsweise gestreift werden kann.

Die Heteroploidisierung, also die Veränderungen der für somatische Zellen typischen Ploidie um jeweils ganze Genome, läßt sich einteilen in die Polyploidisierung und in die somatische Reduktion.

## A. Mechanismen der Polyploidisierung

Die Polyploidisierung ist in den letzten Jahren als wichtiger Faktor in der Evolution auch der Wirbeltiere bekannt geworden. So fanden Ohno, Muramoto, Christian und Atkin (1967) bei der Fischfamilie Cyprinidae eine diploide und eine tetraploide Species, die etwa 22 bzw. 50% des DNS-Gehalts/Zelle von Mammalierzellen aufweisen. Weitere Befunde über diploide und tetraploide Chromosomenzahlen und Duplizierung von Genloci bei verschiedenen Species von Cyprinidae wurden von Wolf, Ritter, Atkin und Ohno (1969) und Klose, Wolf, Hitzeroth und Ritter (1969) mitgeteilt. Beçak, Beçak und Rabello (1967) berichteten über diploide, tetraploide und octoploide Chromosomenzahlen bei südamerikanischen Fröschen (Ceratophrydidae). Weitere derartige Untersuchungen wurden u.a. von Ohno, Wolf und Atkin (1968) und Klose, Wolf, Hitzeroth, Ritter, Atkin und Ohno (1968) durchgeführt.

Länger bekannt als bei Vertebraten ist die Polyploidisierung bei Insekten mit parthenogenetischer Entwicklung. Suomalainen (1940) äußerte in diesem Zusammenhang die Vermutung, „daß der Polyploidie auch im Tierreich, wenn auch nicht in dem Maße wie unter Pflanzen, ein gewisser Anteil an der Entstehung neuer Arten und mithin auch an dem Evolutionsprozeß selbst zukommt" (p. 126). Bei Pflanzen ist Polyploidie besonders häufig anzutreffen (vgl. Müntzing, 1936; Geitler, 1952; Tschermak-Woess, 1956; D'Amato, 1964). Hier, aber auch bei Tieren, finden sich neben einer eventuellen Polyploidie des ganzen Individuums, noch Ploidieunterschiede in einzelnen Geweben des Organismus (*intraindividuelle* oder *somatische Polyploidie*), die jedoch — abgesehen von der Haploidie der Geschlechtszellen — bei Tieren meist von besonderen Bedingungen abhängig sind. So treten im Larvenstadium mancher Insekten polyploide Zellen (z.B. in Speicheldrüsen von Dipteren) auf, die nach der Verpuppung wieder verschwinden (Frolowa, 1929; Geitler, 1937; Oksala, 1939); in der Leber von Säugern zeigen sich polyploide Zellen erst längere Zeit nach der Geburt (Münzer, 1923; McKellar, 1946; Iype, Bhargava und Taskes, 1965; Nadal und Zajdela, 1966a und 1966b).

Diese wenigen Beispiele mögen die Verbreitung und Bedeutung der Polyploidie für die Evolution und somatische Entwicklung kurz andeuten. Nähere Einzelheiten über diesen Punkt finden sich u.a. bei Swanson (1957).

Etwas anders als in der Phylogenese stellt sich das Problem der Entstehung heteroploider Zellen in vitro, in einem primär vorwiegend diploiden Gewebe, dar. Trotzdem können die vergleichsweise einfachen Verhältnisse in der Gewebekultur Modelle liefern, die — vielfach abgewandelt — auch in vivo gültig sein könnten. Die im vorigen Kapitel besprochenen Befunde über die Möglichkeiten der Entstehung heteroploider Zellen bei Microtus agrestis stellen selbstverständlich nur einen begrenzten Ausschnitt der tatsächlich vorkommenden Mechanismen dar.

## I. Mechanismen der somatischen Polyploidisierung

Somatische Polyploidisierung ist nach der Definition von Patau und Das (1961) das Ergebnis zweier Chromosomenverdoppelungen, zwischen denen eine Mitose fehlt, abortiv ist, oder der Effekt einer Mitose ungeschehen gemacht wird durch fehlende Cytokinese, die zu einer Fusion der Tochterkerne während einer späteren Mitose führt.

Diese Definition umfaßt die vier wichtigsten Mechanismen der somatischen Polyploidisierung, nämlich die Endoreduplikation (fehlende Mitose), die Endomitose und C-Mitose (abortive Mitose) und die Zellkernfusion zweier Schwesterzellen. Diesen vier Mechanismen soll noch die sog. Fremdzellfusion hinzugefügt werden, da sie sich von der Schwesterzellfusion in einigen Punkten unterscheidet. In Abb. 51 sind die Mechanismen der Polyploidisierung schematisch zusammengestellt.

### 1. Endoreduplikation

#### a) Mechanismus der Endoreduplikation

In einem normalen Zellcyclus folgt wenige Stunden nach der DNS-Synthese eine Mitose. Bei der Endoreduplikation (Levan und Hauschka, 1953) unterbleibt jedoch diese Mitose, die Chromosomen bleiben entspiralisiert, die Kernmembran löst sich nicht auf. Nach einiger Zeit erfolgt eine zweite Reduplikation der Chromosomen. Die Chromatiden jedes Chromosoms bleiben, da keine Mitose mit einer Chromatidentrennung in der Anaphase stattfand, nahe nebeneinander liegen. Durch diese zweite DNS-Synthese wird die Zahl der Chromatiden verdoppelt, so daß nun vier Chromatiden oder zwei ganze, einander völlig gleiche Chromosomen nebeneinander liegen. Folgt auf die zweite DNS-Replikation eine Mitose, so werden die gepaarten Chromosomen als „Diplochromosomen" (Morrison, 1952) sichtbar (s. Abb. 29, S. 46).

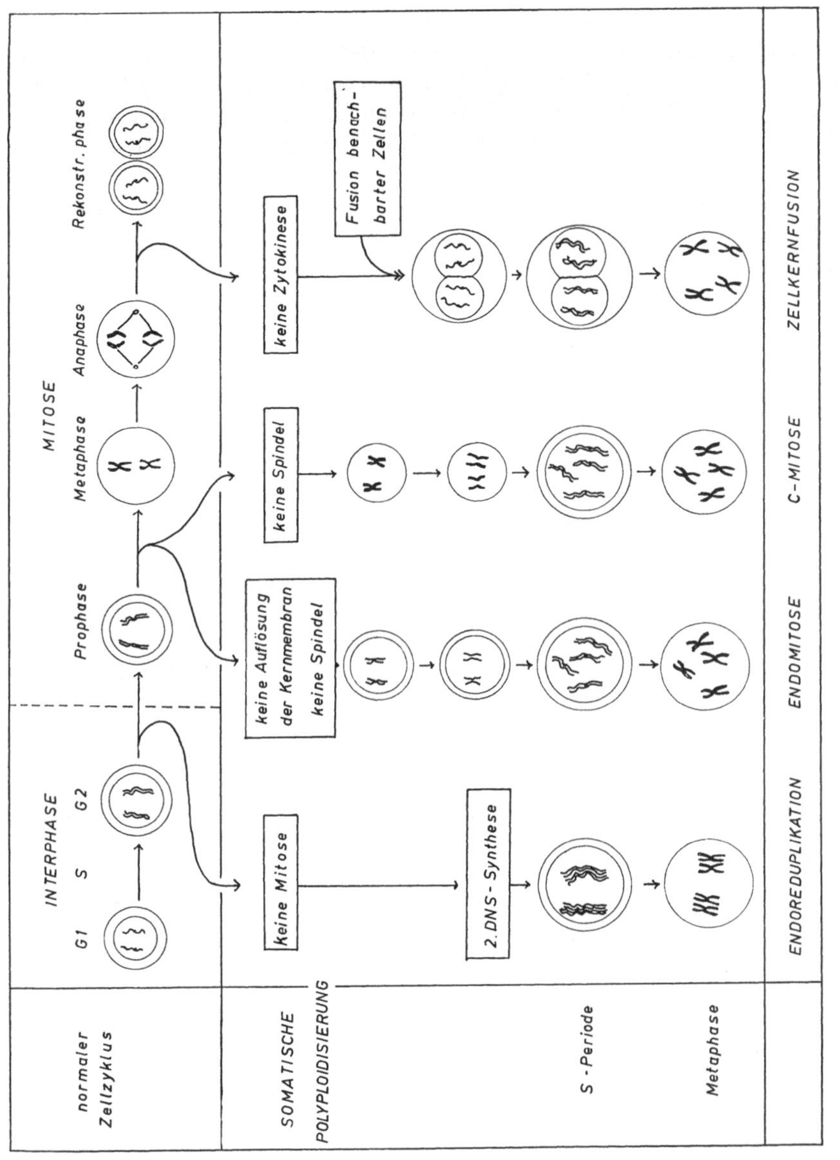



Abb. 51. Schematische Darstellung der Mechanismen der somatischen Polyploidisierung mit Darstellung der Struktur und Anordnung der Chromosomen (unter Benutzung von Schemata aus Patau und Das, 1961, und Schwarzacher, 1967)

Das typische Produkt einer Endoreduplikation ist also eine polyploide Mitose mit gepaarten Chromosomen. Erstmals wurden solche Mitosen von Stomps (1910) in Wurzelspitzen von Spinacia oleracea gesehen; DeLitardière (1923) gab den gepaarten Chromosomen den Namen „didiploide Chromosomen" und vermutete, daß sie durch zwei aufeinander folgende Chromosomenreproduktionen hervorgerufen würden. Die erste genaue Beschreibung des einer Endoreduplikation zugrundeliegenden Mechanismus erfolgte durch Levan (1939).

Die schon von DeLitardière (1923) geäußerte Ansicht, daß Diplochromosomen durch zwei aufeinander folgende Chromosomenreproduktionen entstanden seien, ließ sich durch autoradiographische Untersuchung mit [3]H-Thymidin endgültig beweisen (Schwarzacher und Schnedl, 1965b und 1966; Walen, 1965; Herreros und Gianelli, 1967; Schnedl, 1967). Hierbei ergab sich, daß bei Markierung in der unmittelbar der Mitose mit Diplochromosomen vorausgehenden (zweiten) DNS-Replikation alle vier Chromatiden eines Diplochromosoms markiert werden; erfolgt der Einbau von [3]H-Thymidin jedoch bereits in der ersten DNS-Replikation und steht der Zelle in der zweiten DNS-Synthese kein radioaktives Thymidin mehr zur Verfügung, so sind in der Mitose nur mehr zwei Chromatiden markiert, und zwar die zwei außen liegenden von den vier Chromatiden. Die Zeitdauer von der ersten DNS-Synthese bis zur Mitose mit Diplochromosomen ist etwa doppelt so lang wie der Zellcyclus einer normalen diploiden oder tetraploiden Zelle (Schwarzacher und Schnedl, 1965b; Schwarzacher, 1967). Dies zeigt, daß die Mitose des ersten Cyclus unterdrückt wurde und erst im zweiten Cyclus nach der Bildung der Diplochromosomen aufgetreten ist.

Levan und Hsu (1961) beschrieben in Gewebekulturen von Mäuseembryonen wiederholte Endoreduplikationen, bei denen nicht nur zwei, sondern drei oder vier DNS-Synthesen stattfinden, bevor der Kern in die Mitose eintritt. Es finden sich dann Chromosomenbündel mit bis zu acht Chromosomen (16 Chromatiden), die an den Centromeren eng beieinander liegen. Dieser Zusammenhalt am Centromer konnte jedoch an menschlichem Material — hier wurden Endoreduplikationen von Fraccaro, Kaijser und Lindsten (1960) erstmals beschrieben — nicht gefunden werden (Schwarzacher und Schnedl, 1965b). Diese Autoren fanden, daß die Diplochromosomen in der Metaphase parallel nebeneinander liegen; die Paarung löst sich offensichtlich in der Ana- und Telophase auf, so daß in der nächsten Mitose wieder eine zufällige Chromosomenanordnung zu erwarten ist. Schmid (1966) fand dagegen in Mitosen mit Diplochromosomen von verschiedenen Nagern (Cricetus cricetus, Mus musculus und Microtus pennsylvanicus) oft eine multipolare Anordnung des Spindelapparates.

### b) Spontanes Vorkommen und Häufigkeit von Endoreduplikationen

Wie Abb. 51 zeigt, ist die Endoreduplikation der einzige Polyploidisierungsmechanismus, der durch die Chromosomenanordnung in der Mitose eindeutig auf seine Entstehung schließen läßt. Wenn die Paarung der Chromosomen jedoch typisch für eine vorangegangene Endoreduplikation ist, scheint in tierischem und menschlichem Gewebe die Endoreduplikation nicht der wichtigste Polyploidisierungsmechanismus zu sein, im Gegensatz zu pflanzlichem Gewebe.

In Gewebekulturen menschlicher Zellen, sowohl in Blut- als auch in Fibroblastenkulturen, fanden Schwarzacher und Schnedl, 1965b, Mittwoch, Lele und Webster, 1965, und Turner und Wald, 1965, zwar polyploide Mitosen in wechselnden Häufigkeiten, jedoch machten Mitosen mit gepaarten Chromosomen immer nur einen kleinen Teil davon aus.

Mit diesen Befunden stimmen auch die in dieser Arbeit beschriebenen Untersuchungen an polyploiden Metaphasen von M. agrestis überein: in den Gewebekulturen männlicher und weiblicher Tiere, in denen bis zu 10% aller Mitosen tetraploid waren, zeigten nur 2,4% der weiblichen und 1,6% der männlichen tetraploiden Metaphasen eine Chromosomenanordnung zu Diplochromosomen.

Dagegen scheinen nach Odell, Jackson und Reiter (1968) in den Megakaryocyten des Knochenmarks der Ratte Endoreduplikationen häufig aufzutreten. Auch in malignen Tumoren finden sich in vermehrtem Ausmaß Endoreduplikationen, z.B. in Ascitestumoren der Maus (Levan und Hauschka, 1953) und in Gewebekulturen menschlicher Mammacarcinome (Pera, 1965).

### c) Künstliche Erzeugung von Endoreduplikationen

Polyploide Mitosen mit Diplochromosomen werden häufig nach Einwirkung chemischer Agentien und jonisierender Strahlen auf die Zellen gefunden. Jedoch können auch andere Einflüsse, z.T. unbekannter Art, die Rate von Endoreduplikationen in einer Zellpopulation steigern.

Levan (1939) sah eine Diplochromosomenformation bei Zwiebelwurzeln, die mit Wuchsstoffen behandelt worden waren. Levan und Hsu (1961) schrieben ganz allgemein gewissen Umgebungsfaktoren einen eine Endoreduplikation hervorrufenden Einfluß zu. Nach Geitler (1953) könnte jedoch die Behandlung mit Wuchsstoffen und anderen Substanzen ihre Wirkung darin haben, daß sie auch solche Zellen zur Mitose anregt, die auf andere Weise polyploid geworden sind, sich aber normalerweise nicht mehr teilen würden. Es würde also nicht die Polyploidie erzeugt, sondern nur die Möglichkeit geschaffen, die Polyploidie in einer Mitose eindeutig nachweisen zu können.

Als Beispiele für chemische Stimulation von Endoreduplikationen sollen vor allem Kinetin und $\beta$-Merkaptoäthanol genannt werden (Torrey, 1961; Patau und Das, 1961; Jackson, 1963; Schwarzacher und Schnedl, 1965b; Schnedl, 1967). Auch durch in-vivo- und in-vitro-Behandlung mit chemotherapeutischen Substanzen läßt sich durch Unterdrückung von Mitosen ein Anstieg von Endoreduplikationen erzielen (Nasjleti, Avanzi und D'Amato, 1965).

Jonisierende Strahlen bewirken neben multiplen Chromosomenschäden auch eine Erhöhung der Zahl polyploider Zellen mit Diplochromosomen (z.B. Bell und Baker, 1965; Nasjleti, Walden und Spencer, 1966).

### d) Vergleich der Endoreduplikation mit der Polytänie

Polytäne Riesenchromosomen können nach Beermann (1952) bis zu 16000-ploid werden. Sie bestehen aus einer großen Zahl identisch gebauter Chromonemata (z.B. Bauer, 1938). Ebenfalls eine vermehrte Zahl von Chromonemata sollen die „polymeren Chromosomen" im Antherentapetum von Antirrhinum majus besitzen (Mechelke, 1952).

Schwarzacher und Schnedl (1965b und 1966) und Schnedl (1967) erbrachten den Nachweis einer geregelten Anordnung der Chromatid-Untereinheiten in den Chromosomen aus menschlichen Gewebekulturen durch Einbau von [3]H-Thymidin in der ersten der beiden DNS-Syntheseperioden einer Endoreduplikation. In der nach der zweiten S-Periode auftretenden Mitose mit Diplochromosomen zeigten nur je zwei der vier Chromatiden, und zwar die jeweils außen gelegenen, eine Markierung. Damit übereinstimmend ist die Anordnung der „Chromatiden" in Riesenchromosomen: durch Markierung einzelner Chromatiden in Riesenchromosomen bestätigten Beermann und Pelling (1965) das „klassische" Konzept der Polytänie der Riesenchromosomen.

5*

Bei der Endoreduplikation liegen in der G2-Periode nach zwei oder mehr Replikationen der Chromosomen vier Chromatiden oder ein Vielfaches davon (nach Levan und Hsu, 1961: bis zu 16) im entspiralisierten Zustand parallel nebeneinander. Somit kann die Endoreduplikation in gewisser Hinsicht als ein Übergang zwischen normalen Interphasechromosomen und polytänen Riesenchromosomen angesehen werden (Schnedl, 1967).

Ein entscheidender Unterschied ist jedoch, daß bei der Endoreduplikation in den gepaarten Chromosomenbündeln zwar jeweils identische Chromosomen vorliegen, die jedoch nicht im üblichen Sinn „homologe" Chromosomen sind (von je einem Elter stammend), sondern daß sich jeweils zwei homologe Chromosomenbündel finden. Bei polytänen Chromosomen von Insekten sind dagegen die Homologen somatisch gepaart.

## 2. Endomitose

### a) Begriff und Mechanismus

Mit dem Begriff „Endomitose" werden oft sehr heterogene Mechanismen bezeichnet. Heidenhain (1919), der den Terminus „Endo-Mitose" einführte, gebrauchte ihn zur Abrenzung von der „Endo-Amitose"; beide faßte er unter dem Oberbegriff „Innere Teilung" zusammen. Heidenhain verstand unter Endo-Mitose eine durch mitotische Teilung ohne nachfolgende Plasmateilung entstehende mehrkernige oder polyploide Zelle, unter Endo-Amitose die Vermehrung der Kernmasse durch amitotische Teilung ohne nachfolgende Plasmateilung. Jacobj (1929) definierte die „Innere Teilung" als „vollständige Durchspaltung eines Systems im Inneren, ohne daß dieser Teilungsprozeß ohne weiteres äußerlich sichtbar wird".

Geitler (1938 und 1939) engte den Begriff Endomitose noch weiter ein und nannte Endomitose „eine Art von Mitose im Inneren des Kerns", bei der die Struktur der Chromosomen im Zellkern sichtbar wird, jedoch eine Teilungsspindel fehlt, so daß die Chromatiden nicht auf Tochterkerne verteilt werden, sondern im Mutterkern eingeschlossen bleiben. Das Ergebnis einer Endomitose ist ein polyploider Kern.

Die Geitlersche Endomitose (und in diesem strengen Sinn soll der Begriff „Endomitose" auch künftig verwendet werden) unterscheidet sich von einer normalen Mitose vor allem durch das Fehlen des Spindelapparates. Daraus ergibt sich das fehlende Einordnen der Chromosomen in eine Äquatorialplatte (prometaphasische Chromosomenbewegung) und das fehlende Auseinanderweichen der Chromosomen über weite Strecken (anaphasische Chromosomenbewegung). Weiter fehlt die typische Kontraktion der Chromosomen in der Metaphase. Dagegen ist die Spaltung der Chromosomen sichtbar; die Chromatiden trennen sich auch über eine gewisse Distanz, offensichtlich ohne Einwirkung irgendwelcher Spindelfasern. Die Kernmembran kann während der ganzen Endomitose erhalten bleiben. Der Höhepunkt der Verkürzung der Chromosomen entspricht dem Stadium der späten Prophase einer normalen Mitose. Die Endomitose ist in gewisser Hinsicht nichts anderes als eine frühzeitig abgestoppte und anders weiterverlaufende Mitose (Geitler, 1953).

Der Ablauf der Endomitose wird analog zu den Bezeichnungen der Mitose in Endoprophase, Endometaphase, Endoanaphase und Endotelophase eingeteilt

(Geitler, 1939). Diese Einteilung richtet sich nach der Länge und Kondensation der Chromosomen und dem Abstand der Schwesterchromatiden.

### b) Vorkommen von Endomitosen

Geitler (1937) fand in verschiedenen Geweben der Larven von Gerris lateralis und Gerris lacustris (Wasserläufer, Wanzenart) eine somatische Polyploidie. Typische Endomitosen wurden u. a. bei Wanzen (Heteropteren), Schnecken, Asseln und bei Pflanzen beobachtet (Geitler, 1939, 1950, 1953, 1965; Tschermak-Woess, 1956; D'Amato, 1964; Nagl, 1968). Grafl (1939) beschrieb bei Sauromatum guttatum eine Polyploidisierung durch „Innere Teilung" als regelmäßigen Vorgang bei der pflanzlichen Gewebsdifferenzierung. Painter und Reindorp (1939) fanden Endomitosen in den Nährzellen des Ovars von Drosophila, die bis zu 512-ploid waren. Nach Geitler (1953) tritt eine hohe Endopolyploidie allgemein in Organen mit intensiver Stoffproduktion in Erscheinung, so etwa in Drüsenzellen.

Bei Vertebraten, und besonders bei Säugern, konnten typische Endomitosen bisher nicht sicher nachgewiesen werden (Geitler, 1953; Schwarzacher, 1967).

Auch die in dieser Arbeit mitgeteilten Beobachtungen an Gewebekulturen der Erdmaus sprechen nicht für ein regelmäßiges oder gehäuftes Vorkommen von Endomitosen im Sinne eines Polyploidisierungsmechanismus. Zwar fanden sich vereinzelt Mitosen mit nur andeutungsweise erkennbarer Chromosomenstruktur, die nur durch das Vorliegen von zwei besonders großen Strukturen, vermutlich der Geschlechtschromosomen, überhaupt als Mitosen angesprochen werden durften (s. Abb. 30, S. 46), doch erscheint es zweifelhaft, diese Mitosen mit „verschwommenen Chromosomen" als Endomitosen zu bezeichnen. Es kann sich auch um Degenerationsprodukte von Zellen oder um Fixierungsartefakte handeln. Diese Einwände sollen jedoch die Existenz von echten Endomitosen auch im Säugergewebe nicht grundsätzlich ausschließen.

### 3. C-Mitose

Die C-Mitose (Levan, 1938) ist eine Form der Mitose, bei der durch teilweise oder völlige Inaktivierung des Spindelmechanismus die Teilung des Zellkerns verhindert wird. Da das Alkaloid Colchicin eine solche Inaktivierung des Spindelapparates hervorruft, wird sie „Colchicin-Mitose" oder „C-Mitose" genannt. C-Mitosen sind daran erkennbar, daß die Chromosomen stärker als in der normalen Metaphase verkürzt sind und regellos über die Zelle verstreut liegen, also keine regelrechte Äquatorialplatte bilden (Levan, 1938; Tjio und Levan, 1954).

Unter dem Einfluß von Colchicin, aber auch vieler anderer Spindelgifte (Lit. bei Grundmann, 1964) kontrahieren sich die reduplizierten Chromosomen zunächst wie in normalen Mitosen, ebenso löst sich die Kernmembran auf. Die Spindelbildung unterbleibt jedoch weitgehend. Bei starker Konzentration des Colchicins bleiben die Chromosomen nun im Zustand der „C-Metaphase" liegen, bei schwächerer Dosierung werden die Chromatiden getrennt und liegen als „C-Paare" nebeneinander. Durch Entspiralisation der Chromosomen und Restitutionskernbildung entsteht dann ein polyploider Kern (s. Schema der Polyploidisierungsmechanismen, Abb. 51, S. 65). Die beiden Chromatiden jedes Chromosoms bleiben im Restitutionskern jedoch nicht gepaart, sondern trennen sich gewöhnlich, so daß die Chromosomen in der nächsten Mitose eine zufällige Position einnehmen, d.h. keine Diplochromosomen wie bei der Endoreduplikation bilden (Schwarzacher, 1967).

Die Wirkung von Colchicin ist in tierischen und pflanzlichen Mitosen identisch. Colchicin und seine Analoga, heute vor allem Colcemid, werden oft bei Chromosomenuntersuchungen benutzt, da sie nach längerer Einwirkung in der Zellkultur eine Anhäufung von Mitosen bewirken. Andere Stadien des Zellcyclus als die Mitose werden von Colchicin nicht erkennbar beeinflußt. Die Wirkung von Colchicin ist reversibel; nach Auswaschen der Substanz aus den Zellen beginnen sich die in der Mitose blockierten Zellen synchron zu teilen und treten gleichzeitig in die Interphase ein (Stubblefield und Klevecz, 1965).

Der genaue Angriffspunkt von Colchicin ist nicht völlig geklärt. Mazia (1955) nahm an, daß durch das Colchicin die Orientierung der Spindelmoleküle aufgehoben werde; am Seeigelei verschwinden dementsprechend unter dem Einfluß von Colchicin die Polstrahlen und die Spindelfasern. Lebendbeobachtungen von Mole-Bajer (1958) an C-Mitosen im Endosperm zeigten, daß sich die cytoplasmatische Spindelkomponente („clear zone") anders als normal verhält. Die Centromere (Kinetochoren) der Chromosomen sind inaktiv und die Chromosomen bewegen sich nicht wesentlich. Brinkely, Stubblefield und Hsu (1967) fanden in elektronenmikroskopischen Untersuchungen an C-Mitosen von Hamsterzellen, daß auch unter Colchicineinfluß Spindeltubuli vorhanden sind, wenngleich in verminderter Anzahl. Colchicin hemmt jedoch nach Brinkley et al. die Bildung spezifischer Spindelelemente, die für die Bewegung der Centriolen notwendig sind. Die beiden Centriolen, die normalerweise zu den beiden Kernpolen wandern, trennen sich nicht und bleiben im Zellmittelpunkt liegen. Die Chromosomen orientieren sich um diese Centriolengruppe. Durch das Fehlen von Centriolen an den Kernpolen kann eine normale Anaphasenbewegung nicht stattfinden.

Als Mechanismus der Entstehung polyploider Zellen („Colchiploidie", Dermen, 1953) wurde die C-Mitose beim Ascitestumor der Maus beschrieben (Tjio und Levan, 1954). Nach 48stündiger Behandlung mit Colcemid fanden Zakharov und Egolina (1968) tetraploide Zellen beim Chinesischen Hamster. Bei Drosophila hydei beschrieben Staiger und Gloor (1952) einen Faktor lpl (= letal-polyploid), der eine Erhöhung der Mitosezahl durch Arretierung, verkürzte Chromosomen in der Metaphase und Polyploidie durch Restitutionskernbildung, also die gleichen Effekte wie Colchicin, verursacht. Vereinzelt finden sich auch in unbehandelten menschlichen Zellkulturen Mitosen nach dem Muster der C-Mitose (Schwarzacher und Schnedl, 1965 b).

Auch in Gewebekulturen von M. agrestis, denen kein Colchicin zugesetzt war und die nicht hypotonisch behandelt worden waren, konnte ich manchmal Mitosen beobachten, deren Chromosomen wie in der Metaphase verkürzt, aber nicht in eine Äquatorialplatte eingeordnet waren, sondern über das ganze Cytoplasma verteilt lagen. Sie erinnerten deshalb an C-Mitosen.

Da sich solche Zellen jedoch nur ausnahmsweise fanden, erscheint ihre Bedeutung für eine Polyploidisierung gering zu sein. Die Einwirkung des Colchicins selbst (bzw. des Colcemids), welches für die Herstellung von Chromosomenpräparaten verwendet wurde, kann keinesfalls zur Entstehung polyploider Zellen

geführt haben, da zur Erzielung von polyploiden Mitosen, die durch Colchicineinfluß entstanden wären, die Kultur vor der Fixierung mindestens für die Dauer
eines Zellcyclus (ca. 24 Std) der Einwirkung von Colchicin ausgesetzt werden
müßte. Die Behandlung mit Colcemid betrug jedoch im Höchstfall nur 6 Std.

## 4. Zellkernfusion

Bei der Polyploidisierung durch Zellkernfusion müssen wir unterscheiden
zwischen der Vereinigung von Schwesterkernen und der Verschmelzung von Zellkernen verschiedener Herkunft. Während bei der Schwester-Zellkernfusion sich
stets Tochterzellkerne der gleichen Mutterzelle vereinigen, die außer nach einer
multipolaren Mitose immer die gleiche Ploidie aufweisen, umfaßt die Fremd-
Zellkernfusion sowohl Kerne des gleichen Individuums als auch Kerne verschiedener Individuen.

Nach den in dieser Arbeit erhobenen Befunden ist die Zellkernfusion der
wichtigste Polyploidisierungsmechanismus in Zellkulturen von Säugergewebe,
aber vielleicht auch bei der physiologischen somatischen Polyploidisierung von
Zellen höherer Wirbeltiere.

### a) Schwester-Zellkernfusion

#### a1) Mechanismus

Die Fusion zweier Zellen, die aus einer diploiden Mutterzelle hervorgegangen
sind, führt zu einer zweikernigen Zelle mit tetraploidem Gesamt-Chromosomen-
bestand. Eine zweikernige Zelle mit Schwesterkernen kann durch Fehlen der
Cytoplasmateilung schon im Anschluß an die Mitose entstehen, oder die ursprünglich getrennten Tochterzellen vereinigen sich erst mehr oder weniger lange nach
der Mitose. Die beiden Kerne verhalten sich während des Zellcyclus völlig synchron
und beginnen gleichzeitig die Mitose. In der Prophase sind die beiden Kerne noch
getrennt. Nach Auflösung der Kernmembranen vereinigen sich die Chromosomen
beider Kerne zu einer gemeinsamen Metaphasenplatte und werden im Fall einer
bipolaren Spindel in zwei tetraploide Tochterzellen aufgeteilt.

#### a2) Natürliches Vorkommen

Wenn wir dem Problem der mehrkernigen Zellen und der Polyploidisierung
durch Kernfusion genauer nachgehen wollen, ist an dieser Stelle ein Rückblick
in die alte Literatur notwendig, entsprechend der Einsicht, daß die eigenen
Befunde immer nur ein Mosaiksteinchen in einem großen Bild sind. Das Phänomen der synchronen Mitose der Kerne mehrkerniger Zellen hat bis in die jüngste
Zeit immer wieder jeden Beobachter beeindruckt, so daß es nicht verwundert,
daß es stets aufs Neue untersucht und beschrieben wird. Es ist jedoch nur
wenigen Untersuchern unserer Tage bewußt, wie alt diese Entdeckung schon ist.
Aus diesem Grund halte ich es für angebracht, auch die einschlägigen Arbeiten
besonders aus dem vorigen Jahrhundert anzuführen.

Die ersten Beobachtungen mehrkerniger Zellen stammen von Purkinje (1837)
und Henle (1839), also schon kurz nach der Entdeckung des Zellkerns durch
Brown (1833). Purkinje und Henle erkannten, daß zweikernige Zellen zum regelmäßigen Bestand des Lebergewebes gehören. Mehrkernige Zellen in den Hoden

verschiedener Wirbeltiere wurden von v. la Valette St. George (1865) beschrieben. 1849 sah Leidy zweikernige Knorpelzellen, von denen er annahm, daß sie durch einfache Kerndurchschnürung entstanden seien. Auch Beneden (1875) hielt eine direkte Kernteilung ohne Plasmateilung für den Mechanismus der Entstehung mehrkerniger Zellen. Schleicher (1879) wies jedoch nach, daß die mehrkernigen Zellen des Froschknorpels ihre Entstehung einer „Karyokinese", also einer mitotischen Teilung, verdanken.

Flemming (1873, zit. bei Flemming, 1882) konnte als erster in einem lebenden Anodontakeim die Entstehung einer zweikernigen Zelle durch Kernteilung ohne Zellteilung direkt beobachten.

Zweikernige Zellen in Pflanzengewebe wurden von Treub (1879) und Strasburger (1880) beschrieben; bei Treub findet sich auch der erste Hinweis, daß die beiden Kerne einer zweikernigen Zelle gleichzeitig die Mitose beginnen.

Synchronie der Teilung mehrkerniger Zellen wurde in der Folgezeit von Flemming (1880) im Hodenseptum und in Kiemenblättern von Salamandra und in der Leber des Schweines und des Kaninchens beschrieben. Flemming wies besonders darauf hin, daß sich die Kerne fast immer in derselben Teilungsphase befinden, und deutete an, daß bestimmte Regulationsfaktoren im Cytoplasma für den synchronen Mitosebeginn der beiden Kerne verantwortlich sein könnten. Weitere Hinweise über synchrone Mitosen in mehrkernigen Zellen von Tieren und Pflanzen finden sich u.a. bei Strasburger (1882), Kostanecki (1892 und 1911), Němec (1910), Macklin (1916), Grafl (1941), Beams und King (1942), Wilson und Leduc (1949), Fell und Hughes (1949), Marquard und Gläss (1957), Walker (1958) Mazia (1961), Oftebro (1965 und 1968), Harris, Watkins, Ford und Schoefl (1966), Yamanaka und Okada (1966), Oftebro und Wolf (1967), Heneen (1970) und vielen anderen.

Das Vorkommen von mehrkernigen Zellen steht in engem Zusammenhang mit dem Auftreten polyploider Zellkerne. O. Hertwig und R. Herwig (1887) induzierten beim befruchteten Seeigelei die Unterdrückung einer regelrechten Teilung, wodurch mehrkernige Zellen entstanden. Als Ergebnis fanden sie Kerne mit vermehrter Chromatinmasse und vermuteten, „daß vielleicht die gleiche Menge Kernsubstanz in ungeteilten Eiern vorhanden ist, wie sie normal entwickelten Eiern zukommt, welche sich zu einem entsprechenden Zeitabschnitt schon auf einem vorgerückten Morulastadium befinden" (p. 74). Auch Arnold (1887) beobachtete eine Zunahme der chromatischen Substanz in mehrkernigen Zellen.

Das Verdienst, als erster den exakten Polyploidisierungsmechanismus durch synchrone Mitose in mehrkernigen Zellen und Verdoppelung der Kernsubstanz durch bipolare Mitose einer zweikernigen Zelle beschrieben zu haben, kommt Kostanecki (1911) zu, der parthenogenetische Eier von Mactra untersuchte: „Aus dem reifen Ei entwickeln sich zwei Kerne, von denen jeder an Größe dem Eikern gleichkommt; sie bilden beide eine gemeinsame zweipolige Spindel mit nunmehr verdoppelter Chromosomenzahl". Den gleichen Mechanismus fand Grafl (1941) bei Pflanzen (Antipodenkerne von Caltha palustris). Die Autorin beschrieb auch die Bildung octoploider Kerne durch Wiederholung dieses Mechanismus. Beams und King (1942), Sulcin (1943), McKellar (1949), Iype, Bhargava und Taskes (1965), Nadal und Zajdela (1966a und 1966b) und Carriere (1967) zeigten, daß auch die polyploiden Kerne in Leberzellen der Ratte auf dem Weg über zweikernige Zellen entstehen. Das Gleiche beschrieben Wilson und Leduc (1949) in der Leber der Maus und Swartz (1956) in der menschlichen Leber, Walker (1958) im Übergangsepithel der Harnblase der Maus. An dieser Stelle sei vermerkt, daß im Gegensatz zur Leber von Säugern und des Menschen die Leber des Frosches keine zweikernigen und polyploiden Zellen enthält (Bachmann und Cowden, 1965).

Neben den bisher erwähnten Geweben, in denen spontan mehrkernige Zellen auftreten, also Leber, Knorpel, Übergangsepithel und Hoden finden sich mehrkernige und polyploide Zellen nach Bucher (1967) auch in den Belegzellen des Magens, Osteoklasten, einigen Schweißdrüsenzellen und vegetativen Ganglienzellen. Auch im Amnion des Kaninchens (Flemming, 1880) und des Menschen (Klinger und Schwarzacher, 1958 und 1960; Schwarzacher, 1960; Schwarzacher und Klinger, 1963) wurden mehrkernige und polyploide Zellen beschrieben.

Besonders geeignet für das Studiem mehrkerniger Zellen sind jedoch Gewebekulturen, in denen solche Zellen in wechselnder Häufigkeit spontan auftreten, aber auch künstlich erzeugt werden können. Die ersten Lebendbeobachtungen über die Teilung mehrkerniger Zellen in Kulturen von Hühnerfibroblasten wurden von Macklin (1916) durchgeführt. Fell und Hughes (1949) beobachteten die Entstehung polyploider Tochterkerne durch synchrone Mitose zweikerniger Zellen in Gewebekulturen von Herz- und Milzzellen der Maus, Moorhead und Hsu (1956) in HeLa-Zellkulturen.

In Nierenkulturen von Microtus agrestis fanden sich bis zu 25% zweikernige Zellen (Pera und Wolf, 1967). An diesem Kulturmaterial ist es besonders gut möglich, die Synchronie der Kerne mehrkerniger Zellen während des Zellcyclus zu studieren. Auf die Synchronie der Kerne während der DNS-Synthese, die durch Markierung mit $^3$H-Thymidin oder Messung des DNS-Gehalts erkannnt werden kann, wiesen schon Nygaard, Güttes und Rusch (1960) bei Physarum polycephalum, Stubblefield (1964) beim Chinesischen Hamster, Harris und Watkins (1965) und Johnson und Harris (1969 a) bei HeLa-Zellen, Sandberg, Sofuni, Takagi und Moore (1966) bei menschlichen Zellkulturen, Church (1967) bei Mäuseembryokulturen, Rumery und Rieke (1967) bei Hühnerembryokulturen und Fernández-Gómez (1968) bei Allium cepa hin. Bei all diesen Zellen ist es im allgemeinen jedoch nur möglich, zwischen markierten und nicht-markierten Kernen zu unterscheiden; die Meßgenauigkeit bei der DNS-Photometrie ist ebenfalls nicht groß genug, um kleinere Differenzen der Synchronie zwischen einzelnen Kernen feststellen zu können.

Eine genauere Aussage über die Synchronie der Kerne in mehrkernigen Zellen ist durch Verwendung eines Untersuchungsobjekts gegeben, in dem sich einzelne, kurze Abschnitte der S-Periode durch ein verschiedenartiges Markierungsmuster unterscheiden. Dies ist der Fall bei dem in dieser Arbeit untersuchten Zellmaterial von M. agrestis. Bei den Kernen von M. agrestis lassen sich im weiblichen Geschlecht sieben, im männlichen Geschlecht fünf verschiedene Markierungsmuster unterscheiden. Diese wesentlich genauere Einteilung der S-Periode als bei anderen Species macht schon sehr geringe zeitliche Differenzen deutlich. Unsere Untersuchungen an mehrkernigen Zellen von M. agrestis haben ergeben, daß in 90% der markierten zweikernigen Zellen die Markierungsmuster der beiden Kerne völlig identisch sind. Wir können daraus eine bis auf wenige Minuten genaue

Synchronie ableiten. Diese Ergebnisse, die mit genaueren Kriterien als nur mit DNS-Messung und mit der Einteilung in markierte und unmarkierte Kerne gewonnen wurden, bestätigen die von den oben zitierten Autoren in anderem Untersuchungsmaterial gefundenen Häufigkeiten synchroner Kerne in mehrkernigen Zellen.

Auch in der Mitose zeigte sich bei den zweikernigen Zellen von M. agrestis ein Synchroniegrad von ca. 90%. Über die möglichen Ursachen der verbleibenden Fälle von Asynchronie soll im Anschluß an die Besprechung der Fremd-Zellkernfusionen diskutiert werden.

*a 3) Beeinflussung der Bildung zweikerniger Zellen mit Schwesterkernen*

Kostanecki (1892) fand in der Leber des embryonalen Kaninchens Riesenzellen (blutbildende Zellen) mit bis zu 30 Kernen, die durch mitotische Kernteilung ohne nachfolgende Plasmateilung entstanden waren ,,Was nun die Ursache ist, daß bei dieser Kernteilung keine Zellteilung nachfolgt, muß dahingestellt bleiben'' (p. 333). R. Hertwig (1908) vermutete, daß in solchen Zellen zwar der durch die Kernplasma-Spannung ausgeübte Reiz genügt, um die Kernteilung auszulösen, nicht aber um die Teilung des Cytoplasmas zu bewirken.

Die genaue Ursache des Ausbleibens der Cytoplasmateilung kennen wir bis heute noch nicht, da eingehende elektronenoptische Untersuchungen m.W. noch nicht durchgeführt worden sind. Durch eine Reihe von Eingriffen läßt sich jedoch die Rate mehrkerniger Zellen in einem Gewebe erhöhen. Hier sollen nur solche Methoden erwähnt werden, die zur Verhinderung der Cytoplasmateilung führen und zweikernige Zellen mit Schwesterkernen hervorrufen, nicht jedoch Fusionen zwischen Zellen verschiedener Herkunft.

*a 3a) Exogene Faktoren.* Den ersten Hinweis auf künstliche Unterdrückung der Cytoplasmateilung nach einer Mitose finden wir bei O. Hertwig und R. Hertwig (1887), die durch Chloralhydrat beim befruchteten Seeigelei Mehrkernigkeit erzeugten. Heymann und Wartmann (1941) sahen in der Leber nach Behandlung mit Vitamin D, Propylenglykol, Äthyläther, Äthylalkohol, Viostrol und anderen Substanzen eine Vermehrung der zweikernigen Zellen. Die regelmäßige Zunahme zweikerniger Zellen in der Säugerleber mit dem Alter (Münzer, 1923; Jacobj, 1925; Clara, 1930; McKellar, 1949) wurde von Swartz (1956) als abhängig vom Einfluß des Wachstumshormons des Hypophysen-Vorderlappens (Somatotropin) angesehen. Ebenso reagiert die Leber der Maus auf unspezifische Entzündungen mit einer Zunahme der zweikernigen Zellen; somit scheinen chronische Entzündungen zu einer Störung der Cytoplasmateilung zu führen (Rigler, 1963).

Eine Hemmung der Cytokinese beobachteten González-Férnandez, López-Sáez und Giménez-Martín (1966) bei Allium cepa nach Behandlung mit Caffein. Die hierdurch entstandenen zweikernigen Zellen unterschieden sich jedoch von normalen zweikernigen Zellen in dem Punkt, daß sie keine gemeinsamen Metaphasenplatten bilden, sondern zwei voneinander getrennte Mitosefiguren innerhalb einer Zelle.

Godina, Barasa und Tizzani (1966) und Barasa, Godina und Tizzani (1967) sahen in Hühnerherzkulturen bei subnormalen Zuchttemperaturen die Bildung zweikerniger Zellen durch Mitose ohne Cytokinese und auch sekundäre Fusion zweier Tochterzellen nach anscheinend normaler Mitose.

*a 3b) Chromosomenanomalien.* Außer den bisher beschriebenen exogenen Faktoren scheinen auch chromosomale Störungen in der Mutterzelle die Cytokinese so stören zu können, daß eine zweikernige Tochterzelle entsteht. Auf diese Ursache weisen die Befunde von *Darlington* und *Haque* (1962) hin, die in männlichen Meiosen Chromosomenbrüche in Korrelation mit abnormaler Polyploidie beschrieben, und die Ergebnisse von *Nelson-Rees, Kniazeff* und *Darby* (1966), die in Kulturzellen von Rinderhoden gleichzeitig mit dem spontanen Auftreten von Chromosomenbrüchen und Chromatidbrücken eine Zunahme der zweikernigen Zellen fanden.

Im gleichen Sinn dürften auch die Befunde bei Microtus agrestis zu deuten sein, wo Chromosomenanomalien (Deletionen und Translokationen von heterochromatischen Abschnitten der Geschlechtschromosomen) in tetraploiden Mitosen doppelt so häufig zu finden waren wie in diploiden Mitosen (Pera, 1969a). Die Art der Chromosomenschäden in tetraploiden Zellen ließ sich nämlich oft auf ihre Entstehung bereits in einem diploiden Kern zurückführen. Dies zeigt einerseits, daß die polyploiden Zellen durch Schwester-Zellkernfusion entstanden sein dürften, da deutliche Hinweise für einen anderen Polyploidisierungsmechanismus (z. B. Endoreduplikationen) in den Kulturen fehlten, und andererseits, daß Zellen mit Chromosomenanomalien leichter zweikernig und polyploid werden als normale Zellen.

### b) Fremd-Zellkernfusion

Mit diesem Ausdruck sollen alle Arten von Fusionen zwischen Nicht-Schwesterkernen zusammengefaßt werden. Im Gegensatz zu mehrkernigen Zellen mit Schwesterkernen, die meist durch Fehlen der Cytokinese im direkten Anschluß an eine Mitose entstehen, findet hier stets eine Fusion von zufällig benachbarten Zellen statt. Der Effekt der Polyploidisierung durch Vereinigung der Chromosomen der einzelnen Kerne in der nächsten Mitose ist jedoch der gleiche wie bei der Schwester-Kernfusion; nur sind hier durch die Möglichkeit der Fusion von Kernen verschiedener Ploidie und verschiedener genetischer Herkunft viel mehr Variationen zu erwarten. Weiterhin spielt das Vorhandensein eines gemeinsamen Cytoplasmas für das Verhalten der in ihm enthaltenen Zellkerne eine wichtige Rolle.

Fremd-Zellfusionen können spontan auftreten oder künstlich hergestellt werden.

### b1) Künstliche Erzeugung von Zellfusionen

Das Vorhandensein bestimmter Viren in einer Zellsuspension und eine Kältebehandlung führt zur Bildung von Zellaggregaten und zur Fusion von Zellen. Die heute weit verbreitete Technik der Zellfusion durch Sendai-Virus, welches mit UV-Bestrahlung inaktiviert wurde, wurde von Okada, Suzuki und Hosaka (1957) an Ehrlich's Ascites-Tumorzellen entdeckt und ausgearbeitet.

Mit der Anwendung von Viren ist es möglich, Zellen der verschiedensten Herkunft, unabhängig von ihrem Differenzierungsgrad, zu fusionieren.

### b2) Spontanes Vorkommen von Zellfusionen

Innerhalb einer Zellkultur, in der sich viele zweikernige Zellen befinden, ist der Nachweis, daß eine bestimmte zweikernige Zelle durch Zellfusion von Nicht-

Schwesterzellen entstanden ist, im allgemeinen schwerer zu erbringen und damit die Frage nach der Häufigkeit dieses Mechanismus schwerer zu beantworten, als bei künstlichen Zellfusionen, bei der eine der beiden zu mischenden Zellpopulationen vor der Mischung markiert werden kann, z.B. durch [3]H-Thymidin.

„Spontane" Zellfusionen werden entweder bei Lebendbeobachtungen zufällig entdeckt, wie auch in dieser Arbeit gezeigt wurde, oder sie können aufgrund der verschiedenen Eigenschaften der Kerne als wahrscheinlich angesehen werden. Für diese Frage sind Zellkerne aus Nierenepithelkulturen von M. agrestis ein besonders günstiges Untersuchungsobjekt, da die Position der Chromozentren im Zellkern die Möglichkeit zur Entscheidung gibt, ob die Kerne Schwesterkerne sind oder nicht.

In Schwesterkernen ist, wie schon von Boveri (1888) beschrieben wurde, die Lage der chromatischen Elemente wegen der „völlig symmetrischen Anordung der beiden Tochtergruppen in der Teilungsfigur" übereinstimmend. Die gleichen Beobachtungen machten auch Baltzer (1909) und Heitz (1933). Die Position der Chromosomen bleibt auch während der Interphase des Zellcyclus stabil (Rabl, 1885); Beneden und Neyt, 1887; Rückert, 1895; Boveri, 1909; Wilson, 1925; Evans, 1961; Kitani, 1963; Kumar und Natarajan, 1966; Comings, 1968; Wagenaar, 1969; Pera, 1969b; Pera und Schwarzacher, 1970).

Unsere Untersuchungen an M. agrestis haben gezeigt, daß der Abstand der beiden Geschlechtschromosomen, deren heterochromatische Abschnitte in der Interphase des Zellcyclus als große Chromozentren erkennbar sein können, zwar in verschiedenen Zellen unterschiedlich sein kann — es kommen alle Übergänge zwischen dem unmittelbaren Nebeneinanderliegen und der Position an den gegenüberliegenden Kernpolen vor —, doch bleibt die in der individuellen Zelle einmal vorhandene Position in anderen Stadien der Interphase stabil und wird auch durch die Chromosomenbewegungen in der Mitose nicht verändert. Ebenso zeigen Schwesterkerne sowohl in getrennten einkernigen Zellen als auch in zweikernigen Zellen die gleiche relative Lage der Chromozentren. Unter übereinstimmender Position ist jedoch nur die relative Lage zu verstehen, also der Winkel, unter dem die Chromozentren vom Kernmittelpunkt aus gesehen werden, bzw. der Abstand der Chromozentren. Wegen der Rotation der Kerne auch in zweikernigen Zellen ist die absolute Lage der Chromozentren natürlich sehr wechselnd.

Werden nun in mehrkernigen Zellen Kerne mit einer unterschiedlichen Anordnung der Geschlechtschromosomen gefunden, so ist es wahrscheinlich, daß diese mehrkernigen Zellen durch Zellfusion zwischen zufällig benachbarten Zellen entstanden sind und nicht durch Ausbleiben der Cytokinese. Unsere Untersuchungen über die Lage und Struktur der Chromozentren in zweikernigen Zellen haben ergeben, daß in 90% aller zweikernigen Zellen diese beiden Kriterien in beiden Kernen übereinstimmen, während sich in 10% der zweikernigen Zellen Unterschiede in der Position und Kondensation der Chromozentren fanden. Hieraus läßt sich schließen, daß in 10% der zweikernigen Zellen die beiden Kerne keine Schwesterkerne, sondern verschiedenen Ursprungs sind.

Außer durch die Lebendbeobachtung können wir das Verhalten von Schwesterkernen kurz nach der Zellteilung auch durch Markierung mit [3]H-Thymidin untersuchen. In derartigen Präparaten finden sich 92% der markierten Schwesterkernpaare in getrennten einkernigen Zellen, ca. 8% in zweikernigen Zellen. Dies zeigt, daß etwa 8% aller Mitosen nicht durch eine Cytoplasmateilung abgeschlossen werden, sondern daß in diesen Fällen durch fehlende Cytokinese zweikernige Zellen entstehen.

In einem kleinen Teil (2%) der in diesen Präparaten markierten, d.h. gerade entstandenen, zweikernigen Zellen findet sich jedoch eine Besonderheit: hier liegt einer der beiden markierten Schwesterkerne in der zweikernigen Zelle zusammen mit einem unmarkierten Kern, der andere Schwesterkern in einiger Entfernung in einer einkernigen Zelle. Dieser Befund beweist ebenfalls, daß Zellfusionen zwischen Nicht-Schwesterzellen vorkommen, die relative Seltenheit dieses Befundes zeigt aber, daß Zellfusionen zwischen Nicht-Schwesterzellen nur zu einem kleinen Teil gleich im Anschluß an eine Mitose auftreten. Wie oben beschrieben, müssen wir aufgrund der verschiedenen Struktur der beiden Kerne in unserem Material für 10% der zweikernigen Zellen eine Entstehung durch Fremdzellfusion annehmen. Es erscheint somit wahrscheinlich, daß spontane Zellfusionen auch während der Interphase des Zellcyclus stattfinden können. Diese Annahme wird durch die anschließend zu besprechenden Befunde über die Asynchronie zweikerniger Zellen gestützt.

*b 3) Eigenschaften der mehrkernigen Zellen mit Nicht-Schwesterkernen*

*b 3a) Synchronie.* Die hervorstechendste Eigenschaft der von einem gemeinsamen Cytoplasma umgebenen Zellkerne ist ihre Synchronie während des Zellcyclus. Für zweikernige Zellen mit Schwesterkernen wurde diese Synchronie bereits eingehend besprochen. Sie tritt jedoch auch in mehrkernigen Zellen mit Kernen unterschiedlicher Herkunft auf; hier wird der koordinierende Einfluß des Cytoplasmas besonders deutlich.

Yamanaka und Okada (1965) beschrieben in artifiziellen Homokaryonten (= mehrkernige Zellen mit Kernen derselben genetischen Qualität) von KB-Zellen eine Kernsynchronie in der DNS-Synthese und Mitose, ebenso Harris, Watkins, Ford und Schoefl (1966) bei künstlichen Heterokaryonten (mehrkernige Zellen mit Kernen verschiedener genetischer Herkunft) von tierischen Zellen verschiedener Species. Johnson und Harris (1969a) fusionierten HeLa-Zellen verschiedener Cyclusstadien und fanden in den resultierenden mehrkernigen Zellen schon nach wenigen Stunden eine Synchronie der Kerne, die ihr Maximum am zweiten Tag erreichte und bis zu fünf Tage anhielt. Erst dann machte sich eine gewisse Asynchronie der Kerne bemerkbar. Rao und Johnson (1970), die ebenfalls mit Sendai-Virus HeLa-Zellen aus verschiedenen Cyclusperioden zur Fusion brachten, stellten fest, daß durch den Einfluß des gemeinsamen Cytoplasmas auch Zellkerne aus anderen Cyclusperioden zur DNS-Synthese oder zur Mitose angeregt werden können.

Bei M. agrestis fand sich in 10% aller zweikerniger Zellen ein asynchrones Replikationsverhalten während der S-Periode. Hierbei zeigte etwa die Hälfte dieser Zellen eine Asynchronie stärkeren Ausmaßes, erkennbar daran, daß nach Markierung mit [3]H-Thymidin der eine Kern unmarkiert war, während der andere Kern ein Markierungsmuster aus der Mitte der S-Periode aufwies. Da die Dauer der verschiedenen Stadien der S-Periode aus der Häufigkeit der Markierungsmuster errechnet werden kann (Pera, 1968), und die Gesamtdauer der S-Periode etwa 6 Std beträgt, bedeutet diese verschiedene Markierung eine Asynchronie von mindestens drei Stunden (3 Std für den Fall, daß der unmarkierte Kern kurz vor oder kurz nach der S-Periode stand). Die andere Hälfte der ungleich markierten zweikernigen Zellen wies zwar unterschiedliche Markierungsmuster auf, doch befanden sich die Kerne in unmittelbar aufeinander folgenden Stadien, so daß die Asynchronie nur wenige Minuten betragen konnte.

Ähnliche Verhältnisse wie in der S-Periode fanden sich in der Mitose zweikerniger Zellen. Während etwa 90% aller zweikernigen Zellen einen synchronen Mitosebeginn zeigten, wiesen 10% der Mitosen zweikerniger Zellen eine Asynchronie auf, erkennbar an der unterschiedlichen Chromosomenkontraktion der beiden Kerne, oder daran, daß ein Zellkern noch in der Interphasestruktur vorlag, der andere sich schon in einem der Mitosestadien befand.

In 3—4 Std nach einer ³H-Thymidin-Markierung fixierten Präparaten wurden auch zweikernige Zellen gefunden, deren beide Kerne sich im gleichen Stadium der Prophase befanden, die jedoch ungleich markiert waren. Diese Befunde, wie auch die Beobachtungen von Sandberg, Sofuni, Takagi und Moore (1966), die in mit ³H-Thymidin markierten tetraploiden Mitosen eine Markierung von nur je zwei der vier homologen Chromosomen beschrieben, lassen sich entweder damit erklären, daß eine zweikernige Zelle zum Zeitpunkt der Markierung in der S-Periode noch asynchron war, bis zur Mitose jedoch eine Synchronie der beiden Kerne erzielte, oder dadurch, daß sich zwei diploide Kerne, einer aus der S-Periode (markierte Homologe), der andere aus der G2-Periode (unmarkierte Homologe) vereinigt haben und synchron in die Mitose gingen.

Da die Herstellung der Synchronie in mehrkernigen Zellen eine gewisse Zeit in Anspruch nimmt, läßt sich eine eventuelle Asynchronie in mehrkernigen Zellen mindestens zum Teil damit erklären, daß sich Zellen verschiedener Herkunft und verschiedenen Cyclusstadiums erst vor kürzerer Zeit vereinigt haben. Mit dieser Annahme ließen sich auch meine eigenen Befunde erklären, wonach auf der einen Seite mehrkernige Zellen mit asynchronen Kernen gefunden wurden, und auf der anderen Seite auch in zweikernigen Zellen mit Nicht-Schwesterkernen Synchronie auftritt.

*b 3b) Kernaktivierung.* Werden hochdifferenzierte Zellen, die sich normalerweise weder teilen noch DNS synthetisieren, z.B. Nervenzellen, mit undifferenzierten Zellen, z.B. Fibroblasten, fusioniert, so findet man eine Reaktivierung der DNS-Synthese im Kern der differenzierten Zelle. Jacobson (1968) beobachtete nach Fusion von Nervenzellen der Maus mit Affenfibroblasten in Anwesenheit von inaktiviertem Sendai-Virus und Zugabe von ³H-Thymidin eine Markierung sowohl im Fibroblastenkern als auch im Kern der Nervenzelle. Sogar Zellkerne von Hühnererythrocyten, die infolge ihrer Differenzierung neben der DNS-Synthese- und Teilungsfähigkeit auch die Fähigkeit zur RNS-Synthese eingebüßt haben, können reaktiviert werden, wenn sie in das Cytoplasma einer undifferenzierten Zelle (z.B. HeLa-Zelle) gebracht werden (Johnson und Harris, 1969b; Bolund, Ringertz und Harris, 1969; Harris, Sidebottom, Grace und Bramwell, 1969).

Eine Ausnahme von der in mehrkernigen Zellen regelmäßigen Synchronie zeigten Johnson und Harris (1969c) in Zellfusionen zwischen zwei undifferenzierten Zellstämmen (Ehrlich's Ascites-Zellen und HeLa-Zellen). Hier fand sich ein „Parasitismus" des Ehrlich-Kerns in der HeLa-Zelle, der bewirkt, daß der Ehrlich-

Kern DNS synthetisieren kann, der HeLa-Kern nicht. Die Autoren vermuten eine Konkurrenz um Faktoren, die für die DNS-Synthese notwendig sind.

*b 3c) Kernstruktur in mehrkernigen Zellen.* Wie oben beschrieben, läßt in 90% der zweikernigen Zellen die gleiche Position der Chromozentren darauf schließen, daß die beiden Kerne Schwesterkerne sind. Unsere Untersuchungen haben weiterhin ergeben, daß auch der Kondensationszustand der heterochromatischen Anteile der Geschlechtschromosomen, der ja in einzelnen Zellkernen ein und desselben Präparats sehr unterschiedlich sein kann, in Schwesterkernen stets gleich ist. Dies gilt nicht nur für Schwesterkerne in zweikernigen Zellen, sondern auch für Schwesterkerne, die in getrennten einkernigen Zellen liegen.

Unsere Befunde zeigen, daß es wahrscheinlich eine Autonomie des Zellkerns bezüglich seiner Chromosomenlokalisation und der Struktur des Interphasechromatins gibt. Diese Autonomie eines Zellkerns wird auch in einem fremden Cytoplasma beibehalten; so können wir in zweikernigen Zellen, die durch Zellfusion zwischen Nicht-Schwesterzellen entstanden sind, eine unterschiedliche Position und eine unterschiedliche Kondensation der Chromozentren finden.

Das gemeinsame Cytoplasma scheint also nach den bisherigen Beobachtungen keinen Einfluß auf das heteropyknotische Verhalten der Chromosomen zu besitzen. Im weiteren Sinne würde dies bedeuten, daß ein und derselbe Funktionszustand der Zellkerne (gemeinsames Cytoplasma, gleiches Cyclusstadium, usw.) durchaus verschiedene heteropyknotische Zustände verträgt.

*b 4) Wege zur Polyploidie durch Zellkernfusion*

Wie aus den bisherigen Befunden ersichtlich wird, ist durch entsprechende Kombination von Zellkernen verschiedener Ploidie die Entstehung von Zellen aller möglichen Ploidieklassen ohne weiteres möglich. Als „Polyploidisierung" durch Fusion zweier Zellkerne verschiedener Herkunft ist auch die Befruchtung des Eikerns durch den Samenkern anzusehen: durch die Vereinigung der beiden haploiden Gameten entsteht die diploide Zygote. Auch die Entstehung tri- und tetraploider Individuen durch abnorme Fertilisation gehört in diesen Zusammenhang. Der Wichtigkeit dieser Frage wegen wird die Bildung ganzer polyploider Organismen jedoch in einem gesonderten Abschnitt besprochen.

Bei der Entstehung polyploider Zellkerne kommen verschiedene Mechanismen in Betracht. Die in Gewebekulturen von M. agrestis gefundenen Möglichkeiten sind hier kurz zusammengefaßt:

a) *Triploide Kerne* entstehen nach unseren Befunden ausschließlich durch mehrpolige Mitosen polyploider Zellen; sie sollen deshalb im Zusammenhang mit multipolaren Mitosen näher behandelt werden.

b) *Tetraploide Kerne* können das Ergebnis verschiedener Mechanismen sein. Als auch bei M. agrestis vorkommende, zahlenmäßig aber weniger bedeutende Ursache ist die Endoreduplikation zu nennen, während für das Auftreten von Endomitosen und C-Mitosen keine eindeutigen Hinweise gefunden wurden. Weiterhin wurde die Entstehung tetraploider Zellkerne nach multipolaren Mitosen tetraploider Zellen (z.B. bei einer 4:3:1-Verteilung) beobachtet. Der am häufigsten vorkommende Mechanismus ist jedoch die synchrone Mitose der beiden diploiden Schwesterkerne einer zweikernigen Zelle mit Ausbildung einer gemeinsamen Metaphasenplatte und bipolarer Teilung der Chromatiden. Der gleiche Mechanismus kann sich auch in einer zweikernigen Zelle abspielen, die durch Fusion von zwei diploiden Nicht-Schwesterzellen entstanden ist.

c) *Hexaploide Kerne* sind als Ergebnis der synchronen Mitose zweier triploider Kerne oder eines tetraploiden und eines diploiden Kerns zu erwarten. Ein direkter Beweis für die Annahme der gleichzeitigen Mitose von zwei triploiden Kernen konnte bisher noch nicht erbracht werden, dagegen wurde in Chromosomenpräparaten in einigen hexaploiden Mitosen eine Sonderung in eine tetraploide und eine diploide Chromosomengruppe beobachtet. Hexaploide Interphasekerne fanden sich nicht allzu selten (0,2%), meist lagen sie zu je zweien in einer zweikernigen Zelle.

d) *Octoploide Interphasenkerne* wurden in den bisherigen Untersuchungen nur vereinzelt gefunden (0,01%). Metaphasen mit 200 Chromosomen und 8 Markerchromosomen (Geschlechtschromosomen, Autosomen Nr. 1 und Nr. 24) traten jedoch in 0,5% aller Mitosen auf. Für die Bildung octoploider Mitosen kommen doppelkernige Zellen mit zwei tetraploiden Kernen in Frage; zwar wäre auch eine Endoreduplikation mit drei der Mitose vorangegangenen DNS-Synthese-Perioden denkbar, doch wurden niemals octoploide Mitosen mit Quadruplochromosomen gesehen.

e) *Dekaploide Mitosen* (250 Chromosomen) fanden sich in einigen Fällen. Zwar fehlten meist einige Chromosomen zur vollen Zahl 250, die Zahl der Markerchromosomen ließ jedoch auf Dekaploidie schließen. Diese Zellen könnten z.B. durch gleichzeitige Mitose von zwei tetraploiden Kernen und einem diploiden Kern entstanden sein.

f) Die Mitose mit der höchsten Ploidie, die in unserem Material beobachtet wurde, war wegen der dichten Lagerung der Chromosomen nicht sicher auswertbar, doch waren 29 X-Chromosomen eindeutig zu erkennen, so daß zu vermuten ist, daß es sich um eine *32-ploide Mitose* handelt. Eine solche Mitose könnte das Ergebnis einer viermaligenWiederholung des Mechanismus sein, der durch fehlende Cytokinese nach der Kernteilung zu zweikernigen Zellen und in der nächsten Mitose zur nächsthöheren Ploidiestufe führt. Allerdings ist hier auch an eine synchrone Mitose einer vielkernigen Zelle (z.B. mit 8 tetraploiden oder 16 diploiden Kernen) zu denken.

## II. Entstehung polyploider Organismen

Die Mechanismen, die zu einer Polyploidisierung einzelner Zellen in vitro führen, können auch in vivo Polyploidie erzeugen. Je früher solche Vorgänge in der Entwicklung eines Organismus stattfinden, desto größer ist der Anteil an polyploiden Zellen im ausgewachsenen Organismus. Dies gilt jedoch nur für den Fall, daß polyploide Zellen die gleichen Entwicklungschancen haben wie diploide, daß also keine Selektion stattfindet.

Tritt eine Polyploidisierung schon zum Zeitpunkt der Befruchtung ein, werden alle Körperzellen polyploid sein; bei der Polyploidisierung einer Zelle im Mehrzellstadium des Keimes ist ein Mosaik aus Zellen der für die betreffende Art typischen Ploidie und polyploiden Zellen zu erwarten. Während die Mosaikbildung meist durch eine Kernfusion von Blastomeren in den ersten Furchungsstadien bewirkt wird, ist das Auftreten von Organismen mit ausschließlich polyploiden

Zellen das Ergebnis einer abnormen Fertilisation, zu der auch die Verschmelzung von Eikern und Polkörperchen gerechnet werden kann.

## 1. Abnorme Fertilisation

Bei der abnormen Fertilisation kann das die Polyploidie verursachende überzählige Chromosomenmaterial entweder väterlicher oder mütterlicher Herkunft sein (Polyandrie oder Polygynie, nach Austin, 1960).

### a) Polyandrie

Wie O. Hertwig und R. Hertwig (1887) bei Versuchen an Eiern des Seeigels Strongylocentrotus lividus fanden, können verschiedene Einflüsse (chemische, thermische oder mechanische Insulte) das Ei derart schädigen, „daß sie, auf unbefruchtete Eier angewandt, dieselben der Fähigkeit berauben, dem Eindringen von mehr als einem Spermatozoon Widerstand zu leisten". Beim Eintritt von mehr als einem Spermatozoon in ein Ei kann es zur Vereinigung des Eikerns mit den zusätzlichen Spermakernen kommen und es entsteht eine polyploide Zygote.

Als erster beschrieb Fol (1875) Polyspermie bei Mollusken. O. Hertwig (1876) hat bei der Befruchtung des Eies des Seeigels Toxopneustes lividus das „Phänomen beobachtet, daß bis zu vier helle Stellen der Eiperipherie auftauchten". Weitere Fälle von Polyspermie beim Seeigel wurden u.a. von Morgan (1895a und 1895b), Boveri (1903 und 1907) und Baltzer (1909) mitgeteilt. Bei den meisten dieser doppelt (dispermen) oder dreifach befruchteten Eier trat jedoch keine normale Entwicklung ein, vielmehr entwickelten sich multipolare Mitosen und die Eier starben bald ab. Die Entstehung lebensfähiger triploider (bei Dispermie) oder höher polyploider Keime wurde bei Selachiern (Rückert, 1892) und bei Urodelen (Bataillon und Tchu-Su, 1929) vermutet.

### b) Polygynie

Bei der parthenogenetischen Entwicklung von Artemia salina beobachtete Brauer (1894) die Umwandlung des zweiten Richtungskörpers (= Polkerns) in einen normalen Zellkern. Dieser kann mit dem Eikern fusionieren; es entsteht ein Kern mit diploider Chromosomenzahl. „Das Schicksal des zweiten Richtungskörpers drängt nothwendig zu dem Schluß, dass er die Chromatinmenge, die dem Ei durch das Ausbleiben des Spermakerns fehlt, ersetzen soll" (Brauer, 1894). Daß die natürliche Parthenogenese auf der Befruchtung durch den zweiten Richtungskörper beruht, hatte schon Boveri (1887 und 1890) erkannt.

Dieser Mechanismus der Diploidisierung parthenogenetisch sich entwickelnder Eier tritt bei manchen Tierarten physiologisch auf, z.B. bei Artemia salina (Brauer, 1894; Artom, 1931; Gross, 1932 und 1935) und wurde auch bei Amphibien (Parmenter, 1933) beschrieben. Die Weiterentwicklung der diploiden Eier erfolgt völlig normal (z.B. Brauer, 1894, Lefevre, 1907; Suomalainen, 1940).

Wird ein diploides Ei von einem Spermium befruchtet, so können triploide Zygoten entstehen. Die ersten Beobachtungen über die Bildung triploider Amphibienlarven auf diesem Wege wurden von G. Hertwig und P. Hertwig (1920) mitgeteilt. Hierbei wird durch Kälte- oder Wärmebehandlung normal besamter Eier die Bildung des zweiten Richtungskörpers, d. h. die zweite Reifeteilung verhindert, die bei Amphibien normalerweise erst nach dem Eindringen des Spermiums in das Ei stattfindet (Böök, 1940, Frankhauser, 1939; Briggs, 1947). Bei triploiden Amphibienlarven wurde von Briggs (1947) eine anscheinend normale Entwicklung beschrieben.

Triploidie kann auch durch die Befruchtung von zweikernigen Oocyten entstehen (Parmenter, Derezin und Parmenter, 1960).

Im allgemeinen sind die Polkerne funktionlos und gehen zugrunde. Es wurden jedoch Fälle beschrieben, in denen sich die Richtungskörper teilen und sogar lebensfähiges Gewebe bilden können. Dies zeigte z. B. Bělǎr (1928) bei der Trophamnionbildung von Chalcididen, wo drei Polkerne zu einem triploiden Synkaryon verschmelzen, aus dem ein die jungen Embryonen einhüllendes und sie wahrscheinlich ernährendes Trophamnion entsteht (zit. nach Suomalainen, 1940).

Auf den gleichen Mechanismen beruht wahrscheinlich auch die Entstehung von triploiden Embryonen bei Vögeln, Säugern und beim Menschen (Böök und Santesson, 1960; Ohno, Kittrell, Christian, Stenius und Witt, 1963; Mittwoch Atkin und Ellis, 1963; Ellis, Marshall, Normand und Penrose, 1963; Edwards, Yuncken, Rushton, Richards und Mittwoch, 1967; eine Zusammenstellung über Triploidie bei menschlichen Aborten findet sich in: Geneva Conference: Standardization of procedures for chromosome studies in abortion, 1966).

## 2. Kernfusion von Blastomeren

Ein typisches Beispiel für Triploidie, durch Fusion von zwei Kernen des Embryosacks mit dem zweiten Pollenkern entstanden, ist das Endospermgewebe von Blütenpflanzen (nach Rieger, Michaelis und Green, 1968).

Die Verschmelzung eines der diploiden Blastomerenkerne mit dem Polkern führt bei Froschlarven zu einem Mosaik aus diploiden und triploiden Zellen (Parmenter, 1933). Auch bei Säugern und beim Menschen wurden als Ursachen für die Entstehung von diploid-triploiden Mosaiks Kernfusionen zwischen Blastomeren und dem Polkern angenommen (vg. die oben zit. Lit.).

Neben der Entstehung der Heteroploidie durch abnorme Fertilisation und Verschmelzung von diploiden und haploiden Zellkernen in der Frühembryonalentwicklung können heteroploide Zellen aber auch durch eine somatische Reduktion der Chromosomenzahl von polyploiden Zellen gebildet werden. Während die bisher beschriebenen Mechanismen Heteroploidie (v. a. Triploidie) in allen Zellen oder, beim Mosaik, wenigstens einem großen Teil der Zellen erzeugen, betrifft die somatische Reduktion meist nur einzelne Zellen. Von diesen Mechanismen soll im folgenden Kapitel die Rede sein.

## B. Mechanismen der somatischen Reduktion

Die Verringerung der Chromosomenzahl pro Zellkern kann einmal durch zufälligen Verlust einzelner Chromosomen geschehen, so etwa in Mitosen, in denen ein oder mehrere Chromosomen bei der Wanderung zu den Polen zurückbleiben (lagging) und später Mikrokerne bilden, wie es schon Kostanecki (1911) beschrieb, oder durch somatische Non-disjunction zusätzlich in eine der Tochterzellen gelangen und der anderen dann fehlen. Auf der anderen Seite gibt es Mechanismen

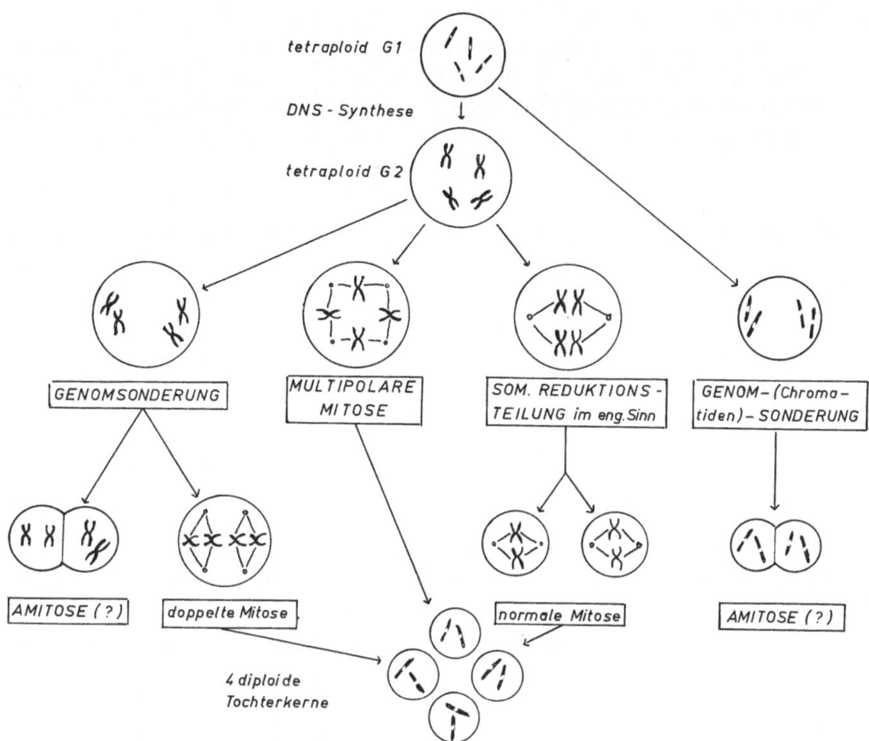


Abb. 52. Möglichkeiten der somatischen Reduktion der Chromosomenzahl am Beispiel der Reduktion von tetraploid zu diploid. Für die Chromosomenaufteilung bei der Amitose s. auch Abb. 54, S. 93

die die gegebene Ploidie einer Zelle reduzieren und Teilungsprodukte niedrigerer Ploidie, jedoch mit vollständigen Genomen, entstehen lassen. Nur von den letztgenannten Mechanismen soll hier die Rede sein. Die Kernsegmentation und Kernfragmentation und die Bildung von Mikrokernen fällt nicht unter den Begriff somatische Reduktion.

Das Prinzip der somatischen Reduktion ist im Grunde dasselbe wie das Prinzip der meiotischen Reduktion, nämlich eine doppelte Mitose ohne dazwischenliegende Chromosomenreplikation. Die ,,doppelte Mitose" kann sowohl nacheinander in mehreren Schritten ablaufen, wie bei der somatischen Reduktion im Darmepithel von Culex (Berger, 1938; Grell, 1946), oder kann in einem einzigen Schritt, wie bei multipolaren Mitosen oder Genomsonderung und Parallelmitosen, zu Tochterkernen mit reduzierter Chromosomenzahl führen.

Die im Folgenden aufgeführten Mechanismen sind schematisch in Abb. 52 dargestellt.

## I. Multipolare Mitosen

Auch über das Thema multipolare Mitosen wurde schon im vorigen Jahrhundert gearbeitet und auch hier wird in den neueren Arbeiten selten darauf

Bezug genommen. Doch im Unterschied zum Problem der mehrkernigen Zellen, die heute Gegenstand von Untersuchungen vieler Forscher sind, werden multipolare Mitosen heute selten, und wenn, dann meist nur als Beweis pathologischer Vorgänge beschrieben. Früher wurden multipolare Mitosen sogar für Fixierungsartefakte gehalten.

## 1. Vorkommen

Strasburger (1880), der als erster multipolare Mitosen in Pflanzenzellen beobachtete, schrieb über seine Entdeckung: „Einige dieser Spindeln zeigten drei Spitzen. Es war überhaupt das erste Mal, daß mir derartige Bildungen begegneten, ich hätte deren Existenz kaum für möglich gehalten" (p. 18). Doch war nicht Strasburger der erste, der multipolare Mitosen sah, denn schon 1875 beschrieb Fol mehrpolige Mitosen bei polyspermen Molluskeneiern, und Mayzel (1875) sah sie in malignem Tumorgewebe. Eberth (1876) wies ebenfalls auf das Auftreten mehrpoliger Mitosen unter pathologischen Bedingungen hin. Boveri (1888), der sie bei Ascaris megalocephala fand, konnte bereits schreiben: „Mehrpolige Mitosen sind etwas Allbekanntes".

Arnold (1879a, 1879b) sah zwischen den in malignem Gewebe oft vorkommenden multipolaren Mitosen und den hier ebenfalls häufigen mehrkernigen Zellen Zusammenhänge und beschrieb 1887 in Wanderzellen des Frosches multipolare Mitosen in ursprünglich mehrkernigen Zellen. Der Zusammenhang zwischen mehrkernigen Zellen und polyploiden Kernen einerseits und multipolaren Mitosen andererseits, wie er u.a. von Fol (1879), O. Hertwig und R. Hertwig (1887), Schottländer (1888), Flemming (1891), van der Stricht (1892), Kostanecki (1892, 1904, 1908 und 1911), Rückert (1892), Heidenhain (1894), Boveri (1907), Baltzer (1908 und 1909), Bowen (1922), Wilson und Leduc (1949), Sisken und Kinosita (1961), Rutishauser (1963), Oftebro (1965), Pera und Schwarzacher (1968), Citoler, Pera und Schwarzacher (1969), Heneen (1970) und Heneen, Nichols, Levan und Norrby (1970) beschrieben wurde, zeigt, daß multipolare Mitosen besonders häufig in polyploiden Kernen auftreten. In diploiden Mitosen ist nur selten eine Mehrpoligkeit der Spindeln zu beobachten.

Multipolare Mitosen wurden außer in Geschwülsten und in entzündetem Gewebe (Mayzel, 1875; Eberth, 1876; Arnold, 1879b; Martin, 1881; Schottländer, 1888; Boveri, 1914; Timonen und Therman, 1950; Oftebro, 1965) in polyspermen Eiern (Fol, 1875; O. Hertwig, 1876; O. Hertwig und R. Hertwig, 1887; Rückert, 1892; Boveri, 1908, 1909; Kostanecki, 1904, 1908, 1911 und Baltzer, 1908, 1909) auch in Pflanzen (Strasburger, 1880, 1882; Tischler, 1908; Woll, 1953), in Megakaryocyten des Knochenmarks und blutbildenden Riesenzellen der embryonalen Leber (Arnold, 1883; Flemming, 1891; Kostanecki, 1892; van der Stricht, 1892; Heidenhain, 1894) und in vielen anderen Geweben beschrieben.

Nicht selten finden sich multipolare Mitosen auch in Gewebekulturen von Nagern (Schmid, 1966; Pera und Schwarzacher, 1969b), wohl wegen des in diesen Kulturen erhöhten Anteils polyploider Zellen gegenüber den meist rein diploiden Zellkulturen menschlicher Gewebe. Wie die in dieser Arbeit beschriebenen Untersuchungen an nicht-hypotonisch behandelten Mitosen in den Gewebekulturen von M. agrestis ergaben, zeigen 29% aller tetraploiden Meta- und Anaphasefiguren eine multipolare Spindelanordnung.

## 2. Erzeugung mehrpoliger Mitosen

Bei polyspermen Seeigeleiern entstehen fast regelmäßig multipolare Spindeln: „Bekanntlich werden mehrpolige Mitosen dadurch erzielt, daß man Eier mit viel Sperma befruchtet" (Baltzer, 1909).

Das Vorkommen von multipolaren Mitosen in malignem oder sonstwie verändertem Gewebe wurde bereits erwähnt. Boveri (1903, 1914) wies darauf hin, daß die gleichen physikalischen und chemischen Insulte, die maligne Geschwülste hervorrufen, auch mehrpolige Mitosen erzeugen. Er hielt es deshalb für möglich, daß multipolare Mitosen die Ursache gewisser Tumoren seien.

1959 beschrieb Rustad eine „bestrahlungsinduzierte Multipolarität" als Ergebnis einer direkten Centriolenschädigung durch Röntgenbestrahlung von befruchteten Seeigeleiern. Levis und Marin (1963) sahen ebenfalls einen Anstieg multipolarer Mitosen nach Röntgenbestrahlung von Säugerzellen in vitro. Nach Fetner und Porter (1965) besteht eine positive lineare Beziehung zwischen der Strahlendosis und der Frequenz der multipolaren Mitosen.

## 3. Verteilung der Chromosomen bei multipolaren Mitosen

Durch das Auftreten von drei- und mehrpoligen Mitosen wird die Chromosomenmasse in mehr als normalerweise zwei Tochterkerne aufgeteilt: „Es kommt zur Bildung so vieler Tochtersterne, wie Pole da sind" (Kostanecki, 1892). Die Möglichkeit einer simultanen Dreiteilung der Zellkerne durch eine tripolare Mitose wurde schon von Strasburger (1880) beschrieben.

Die erste Analyse der Chromosomenverteilung bei einer tetrapolaren Mitose wurde von Boveri (1888) bei Ascaris megalocephala durchgeführt. Boveri kam zu dem bis heute weithin verbreiteten Urteil: „Die Konstitution einer mehrpoligen Teilungsfigur ist also Sache des Zufalls", deshalb „müssen wohl alle mehrpoligen Teilungsfiguren als pathologisch bezeichnet werden, und wenn dieselben noch in einer Entwicklung als normal vorkommen sollten, so müßten entweder die Kernelemente ... dieser Mehrpoligkeit angepaßt sein, oder es muß sich um die Bildung von Kernen handeln, für die die Menge und Qualität der Kernsubstanz gleichgültig ist". Die Untersuchung der Tochterkerne mehrpoliger Mitosen bei dispermen Seeigeleiern führte Boveri (1903) zur Entdeckung der „Verschiedenwertigkeit der Chromosomen".

Abgesehen von den Autoren, die die Chromosomenverteilung bei der multipolaren Mitose nur für eine Sache des Zufalls halten (Schottländer, 1888; Morgan, 1895a; Boveri, 1903; Bowen, 1922; Stern, 1958), finden sich einige Arbeiten, auch in der älteren Literatur, die die Rolle der multipolaren Mitosen für eine geordnete somatische Reduktion hervorheben (z.B. Baltzer, 1908, 1909; Kostanecki, 1911; an neueren Arbeiten: Rutishauser, 1963; Teplitz, Gustafson und Pellett, 1968).

Eine wichtige Rolle für die Chromosomenverteilung spielt die Zahl der Chromosomensätze im Verhältnis zur Zahl der Spindelpole. Wie bei der normalen Mitose werden nach unseren Befunden auch bei der multipolaren Mitose die beiden Chromatiden jedes Chromosoms getrennt, so daß wir für die verschiedenen Möglichkeiten der Verteilung immer von der Chromatidenzahl auszugehen haben. Bei gleichmäßiger Verteilung der Chromosomen auf alle Tochterkerne können weder in dreipoligen Mitosen tetraploider Zellen noch in vierpoligen Mitosen triploider

Zellen Tochterkerne mit ganzen Genomen erwartet werden. Deshalb fand man bei tetrapolaren Mitosen dispermer Eier auch „die reichste Mannigfältigkeit" der Chromosomenzahlen in den Tochtersternen (Baltzer, 1909, auch Boveri 1903, 1907), während nach dreipoligen Mitosen dispermer Eier (triploider Kerne) oft eine normale Larvenentwicklung beobachtet wurde. Gerade dieser Befund zeigt aber, daß in multipolaren Mitosen durchaus eine nach ganzen Genomen geordnete Aufteilung der Chromosomen — hier in drei diploide Tochterkerne — stattfinden kann.

Eine gleichmäßige Verteilung der Chromosomen in tetraploiden Zellen durch eine tripolare Spindel kann ebenfalls nur zu zufälligen Ergebnissen führen. Werden jedoch die vier Chromosomensätze bzw. die acht Chromatiden-„Sätze", nicht zu gleichen Teilen, sondern z. B. im Verhältnis von $3:2:3$ aufgeteilt, können auch hier ganze Genome in die Tochterzellen gelangen.

Daß diese Verteilung möglich ist, daß also eine somatische Reduktion durch multipolare Mitosen in ganze haploide Sätze oder ganzzahlige Vielfache des haploiden Satzes vorkommen kann, wurde von uns an den Gewebekulturen von Microtus agrestis nachgewiesen oder wenigstens sehr wahrscheinlich gemacht (Pera und Schwarzacher, 1968, 1969 b; Schwarzacher und Pera, 1969; Pera, 1969 c).

Unsere Annahme, daß nach multipolaren Mitosen Tochterkerne mit einem haploiden Chromosomensatz oder ganzzahligen Vielfachen des haploiden Satzes entstehen können, stützt sich jedoch nur auf den DNS-Gehalt und die Zahl der Chromozentren in den Tochterkernen. Den absolut sicheren Nachweis der Aufteilung nach ganzen Genomen könnte allein die Chromosomenzählung in den Tochterkernen multipolarer Mitosen erbringen. Dies ist jedoch aus methodischen Gründen sehr schwierig, wenn nicht unmöglich, da in Mitosen, in denen Multipolarität erkennbar ist, die Chromosomen zu dicht liegen, um ihre Zählung zu ermöglichen, und in Mitosen, deren Chromosomen zählbar sind, die Zuordnung zu dem einen oder anderen Pol nicht mehr sicher durchzuführen ist oder der Eindruck der Multipolarität vollends verschwindet. Die gleichen Schwierigkeiten gelten für die Mitosen von Tochterkernen, die nur in der Lebendbeobachtung einander sicher zugeordnet werden könnten, und die, wenn sie in getrennten Zellen liegen, nicht zur gleichen Zeit die Mitose beginnen (Oftebro und Wolf, 1967).

Wir sind aus diesen Gründen darauf angewiesen, die Chromosomenverteilung auf indirektem Wege zu ermitteln. Hierzu eignen sich die Bestimmung des DNS-Gehalts und die Zählung der Chromozentren, deren Zahl bei M. agrestis ja der Ploidie des Zellkerns proportional ist. Darüberhinaus können wir dadurch auf die Lebensfähigkeit der Tochterzellen schließen, wenn wir in ihnen eine regelrechte DNS-Synthese nachweisen. Nach diesen Kriterien sind unsere Befunde gewonnen worden.

Da kein anderer Mitosemechanismus denkbar ist, der innerhalb einer diploiden Zellpopulation triploide Zellkerne erzeugt, als der der multipolaren Mitose über die Zwischenstufe einer polyploiden Zelle, dürften alle in unseren Kulturen sporadisch auftretenden triploiden Kerne Tochterkerne einer multipolaren Mitose sein. Es wurden zwar auch andere Mechanismen diskutiert, z. B. partielle Endomitose eines diploiden Kerns (Gläss, 1957) oder Genomsonderung eines tetraploiden Kerns im Verhältnis $3:1$ (Suomalainen, 1940, 1947), doch konnten hierfür keine überzeugenden Beweise geliefert werden. Die in unseren Kulturen auftretenden triploiden Kerne sind deshalb mit größter Wahrscheinlichkeit, und in einem in der Lebendbeobachtung verfolgten Fall sogar mit Sicherheit, aus tripolaren Mitosen hervorgegangen.

Unsere Untersuchungen haben weiterhin gezeigt, daß die häufigste Verteilungsform bei dreipoligen Mitosen tetraploider Zellen die nach dem Verhältnis 3:3:2 ist. Aus einer tetraploiden Zelle, bzw. einer Zelle mit einem tetraploiden oder zwei diploiden Kernen, können also zwei triploide und ein diploider Tochterkern entstehen. In der Deckglaskultur, wo die Lage der Zellen durch die Fixierung nicht verändert wird, müßten in solchen Fällen zwei triploide Zellen in unmittelbarer Nähe liegen. In der Tat wurden triploide Zellpaare oft gefunden. Der zugehörige diploide Schwesterkern läßt sich jedoch in einem Areal mit vorzugsweise diploiden Zellen nicht immer eindeutig erkennen.

Daneben wurde, weniger häufig, in dreipoligen Mitosen die Verteilung in je einen tetraploiden, triploiden und haploiden Tochterkern, und schließlich in einen tetraploiden und zwei diploide Kerne beobachtet. Die Erkennung dieser Verteilungsformen wird häufig dadurch erleichtert, daß die Tochterkerne multipolarer Mitosen durch fehlende Cytokinese in einem gemeinsamen Cytoplasma bleiben, ein auch von Oftebro, 1968, u.a. beschriebenes Ereignis.

Das Verhalten dieser Tochterkerne kann nur für triploide Kerne untersucht werden, da haploide Kerne zu selten gefunden wurden, um verbindliche Aussagen zu machen (meist liegen sie mit einem oder mehreren Schwesterkernen höherer Ploidie in einem gemeinsamen Cytoplasma), und tetraploide Kerne auch durch andere Polyploidisierungsmechanismen entstanden sein können (vgl. S. 79). Nach Markierung mit $^3$H-Thymidin finden sich bei triploiden Kernen Markierungsmuster, die denen diploider Kerne vergleichbar sind, ein Zeichen, daß sie sich zumindest während der DNS-Synthese völlig normal verhalten. Über die möglichen Ursachen, warum wir fast nie triploide Mitosen fanden, wurde bereits diskutiert (S. 60).

Die nach Genomen geordnete Aufteilung der Chromosomen in multipolaren Mitosen konnte auch im Fall eines menschlichen Abortus mit vorwiegend tetraploiden Zellen wahrscheinlich gemacht werden (Citoler, Pera und Schwarzacher, 1969). Hierbei fanden sich ausschließlich tetraploide Mitosen; unter den Interphasekernen befand sich jedoch auch ein kleiner Anteil diploider Kerne. In dieser Kultur waren vermehrt multipolare Mitosen zu finden. Die Entstehung der diploiden Interphasekerne könnte durch multipolare Mitosen tetraploider Zellen erklärt werden.

Teplitz, Gustafson und Pellett (1968) diskutierten ebenfalls die Entstehung diploider Tochterzellen aus tetraploiden Mutterzellen. Die Autoren fanden bei einer in-vitro-Hybridisierung zwischen Zellen verschiedener Species (Nerz und Rind) diploide Mitosen mit je einem haploiden Chromosomensatz beider Ausgangsspecies. Zum Unterschied von der in-vivo-Hybridisierung (durch natürliche Kreuzung verschiedener Species), bei der sich die beiden elterlichen haploiden Genome zu einer diploiden Zygote vereinigen, treffen bei der in-vitro-Hybridisierung zwei diploide Zellen zusammen, die bei einer Zellfusion eine tetraploide Zelle bilden. Zur Erzielung diploider Tochterzellen muß deshalb eine somatische Reduktion eintreten, die, wie dieses Beispiel zeigt, nach ganzen haploiden Sätzen geordnet sein kann. (Näheres siehe unter C: „Somatische Segregation", S. 94 f).

### 4. Mechanismus der Aufteilung der Chromosomen nach ganzen Genomen

Die Tatsache, daß multipolare Mitosen vorzugsweise in tetraploiden Zellen auftreten, läßt sich durch die in solchen Zellen vermutlich erhöhte Zahl von Centriolen erklären. Wie Mazia, Harris und Bibring (1960) beim Seeigel beschrieben, tritt die Duplikation der Centriolen (durch Knospung) zwischen dem Ende der letzten Teilung und der DNS-Synthese auf. Es wäre möglich, daß in tetraploiden, vor allem in zweikernigen Zellen, während des weiteren Zellcyclus bis zur Mitose Unregelmäßigkeiten bei der Polwanderung der Centriolen auftreten oder zwei der vier Centriolen fusionieren könnten, was dann zu einer tripolaren Spindel führen würde.

Die genauen Mechanismen, die zur exakten Aufteilung der Chromosomen in haploide Sätze führen, sind noch unbekannt. In erster Linie ist hierbei an eine Spezifität der Spindeln zu bestimmten Chromosomen oder ganzen haploiden Chromosomensätzen zu denken. Boveri (1888) glaubte zwar nicht an diese Möglichkeit: „Diese Fibrillen strahlen nach allen Richtungen aus ... Einige treffen auf die chromatischen Elemente und heften sich mit ihren Enden hier fest. Es ist schwer zu entscheiden, ob dieses Zusammentreffen ein zufälliges ist oder ob die Schleifen (= Chromosomen, d. Verf.) eine gewisse Attraktion auf die Archoplasmafäden ausüben: Ich neige ... eher zu der ersteren Möglichkeit". Es fanden sich auch in der Folgezeit keine cytologischen Hinweise einer solchen Spezifität. Ohno (1966) nahm dagegen eine spezielle Affinität jeder Spindelfaser zu einem bestimmten Chromosom und seinem Homologen an, und Teplitz et al. (1968) vermuteten, daß in euploiden Zellen ein Verteilermechanismus vorhanden sei, der bewirkt, daß jeweils ganze haploide Sätze in die Tochterzellen gelangen.

## II. Genomsonderung und andere somatische Reduktionsteilungen

### 1. Genomsonderung

Das Wesen der typischen Genomsonderung in einer diploiden Zelle ist, daß sich nicht wie bei der mitotischen Anaphase die beiden Chromatiden jedes Chromosoms trennen, sondern es wird jeweils eines der beiden homologen Chromosomen in je eine Chromosomengruppe gebracht. In den durch Genomsonderung entstandenen Chromosomengruppen finden sich also ganze Chromosomen in haploider Zahl, in den Tochtersternen der normalen Anaphase dagegen halbe Chromosomen, d. h. Chromatiden, in diploider Zahl.

Haecker (1892) beobachtete im Zweizellstadium von Cyclops tenuicornis eine Sonderung der Chromatinmasse der Kerne in zwei gleich große Hälften und vermutete, „daß es sich hier um die selbständig gebliebenen Abkömmlinge der selbständig sich zur Theilung vorbereitenden und selbständig diesselbe durchführenden Geschlechtskerne handelt" (p. 244). Diese Sonderung ist ab der ersten Furchungsteilung sichtbar und läßt sich auch in den Zellen der ersten Genitalanlage beobachten (Haecker, 1895b). Rückert (1895) fand Genomsonderung auch bei Cyclops strenuus, allerdings nur in den ersten Furchungsteilungen, später nur mehr selten.

Die Genomsonderung ist nach Rückert durch die Symmetrieebene bedingt, die den Kern in eine väterliche und in eine mütterliche Hälfte scheidet. Die Anordnung des Chromatins in zwei Portionen zeigte sich sowohl während der Mitose als auch während der Interphase, „so dass die Selbständigkeit der väterlichen und der mütterlichen Kernbestandtheile in einer zusammenhängenden Reihe von Theilungs- und Entwicklungsphasen in überzeugender Weise hervortrat" (Rückert, 1895).

Die gleichen Beobachtungen wurden von Wilson (1925) bei Bastarden verschiedener Fische und Schmetterlinge, und von Robertson (1930) bei Tettigidae mitgeteilt. Eine Separation von homologen Chromosomen wurde auch bei Pflanzen gefunden (Huskins, 1948; Wilson und Cheng, 1949; Huskins und Cheng, 1950; Patau, 1950).

Für diese Genomsonderung wird auch der Terminus „Gonomerie" gebraucht, der von Rieger et al. (1968), Haecker (1895) zugeschrieben wird. Haecker (1895a, 1895b) hat diesen Ausdruck jedoch nie verwendet.

Bei triploiden Mitosen von parthenogenetischen Rüsselkäfern beschrieb Suomalainen (1940 und 1947) eine Genomsonderung in einen diploiden und einen haploiden Anteil, in tetraploiden Mitosen eine Sonderung der Chromosomen in den Verhältnissen 1:1:2, 2:2 und 3:1. Suomalainen war jedoch nicht der Ansicht, daß aus der letztgenannten Aufteilung triploide Tochterzellen hervorgehen könnten. Die gleichen Verteilungen der Chromosomen fand Gläss (1956) in der Rattenleber.

Zum Mittel der somatischen Reduktion kann die Genomsonderung dann werden, wenn in den einzelnen Chromosomengruppen getrennte Mitosen stattfinden (Huskins, 1948; Huskins und Cheng, 1950; Patau, 1950). Wenn sich die Tochterzellen dieser Parallelmitosen regelrecht trennen, treten Tochterkerne mit verminderter Chromosomenzahl auf (Huskins, 1948).

Auch in Chromosomenpräparaten von M. agrestis ließen sich bisweilen Bilder, die als Genomsonderung gedeutet werden könnten, beobachten. Hierbei lagen z.B. zwei diploide Chromosomensätze nebeneinander, oder ein diploider und ein tetraploider Satz, in einem Einzelfall fanden sich zwei annähernd haploide Chromosomengruppen in getrennten Gruppen in einer diploiden Mitose. Der letztere Fall ließ sich allerdings durch das Vorliegen von zwei Markerchromosomen in der einen Gruppe und dem Fehlen dieses Chromosoms in der anderen Gruppe als wohl nur zufällige, d.h. präparationsbedingte Trennung der Chromosomen erklären. Die in polyploiden Mitosen vorkommenden deutlich getrennten Chromosomengruppen zeigten jedoch vollständige Genome.

Als Ursache für das Zustandekommen dieser Chromosomentrennung erscheint aber die Annahme der nachträglichen Genomsonderung einer polyploiden Mitose viel weniger wahrscheinlich als die synchrone Mitose zwei- oder mehrkerniger Zellen, wobei sich die Chromosomen dieser Zellen zum Zeitpunkt der Fixierung noch nicht in eine gemeinsame Äquatorialplatte eingeordnet haben (vielleicht unter dem Einfluß von Colcemid).

Auch bei multipolaren Mitosen fanden wir keine Genomsonderung. Gerade hier ließ sich zeigen, daß die Aufteilung des chromosomalen Materials in multipolaren Mitosen durch Chromatidentrennung bewirkt wird, in gleicher Weise wie bei normalen bipolaren Mitosen (s. besonders Abb. 41c, S. 53).

## 2. Somatische Reduktionsteilungen im engeren Sinn

Der von Berger (1938) „somatische Reduktionsteilung" genannte Mechanismus der Reduktion der Chromosomenzahl in somatischen Zellen durch Mitosen ohne dazwischenliegende Chromosomenverdoppelung wurde bisher nur im Darmepithel von Moskitolarven (Culex pipiens) beobachtet (Berger, 1938; Grell, 1946). Hierbei tritt eine Multiplikation und Reduktion somatischer Chromosomengruppen als regulärer Entwicklungsprozeß im Laufe der Larvenentwicklung auf. Die Kerne des Darmepithels wachsen, ohne sich zu teilen, bis zu hohen Ploidiestufen (bis 64-ploid) heran, nach Painter und Reindorp (1939), welche die Präparate Bergers nachuntersuchten, durch Endomitosen im Sinne Geitlers (1939), ohne daß der Vorgang selbst verfolgbar ist. Nach Vollendung des Wachstums, kurz vor der Verpuppung treten plötzlich Mitosen auf, in denen die Chromosomen sichtbar werden und dadurch die Ploidiebestimmung möglich ist. Diese fortlaufenden Mitosen reduzieren die Chromosomenzahl bis herab zur Diploidie.

Sinha (1967) berichtete über das Auftreten von Zellen mit annähernd haploider Chromosomenzahl (mit der haploiden Zahl von Autosomen, aber zwei Geschlechtschromosomen) in Blutkulturen von Opossum; diese sollen durch doppelte Reduktionsteilung aus fusionierten, tetraploiden Knochenmarkzellen entstanden sein (Näheres siehe unter „Somatische Segregation"). Storey (1968) fand somatische Reduktion in Wurzeln von Cycas revoluta, wo eine erste somatische Reduktion durch Genomsonderung Kerne mit der haploiden Chromosomenzahl und weitere Reduktionsteilungen Tochterzellen mit fortlaufend geringeren Chromosomenzahlen liefern.

Geitler (1953) hielt dagegen somatische Reduktionen („somatische Meiosen") durch Trennung in mehrere Gruppen für ein zufälliges Ergebnis: „Die Herabsetzung der Chromosomenzahl und die Entstehung abweichender, polyploider oder auch aneuploider Zahlen zeigen nach den bisherigen Erfahrungen alle Merkmale von Pathologien".

In unseren Präparaten waren keine Anzeichen für das Vorkommen einer somatischen Reduktion im engeren Sinn zu sehen. Unsere eigenen Befunde über die Reduktion der Chromosomenzahl beschränken sich also auf die Beobachtung multipolarer Mitosen. Sie zeigen, daß die Produkte dieser Reduktionsteilungen durchaus vollständige Genome enthalten können und sich nach den bisherigen Untersuchungen wie euploide Zellen verhalten.

### III. Amitose

Die Amitose oder direkte Kernteilung (Flemming, 1882, 1892) wurde und wird oft in Geweben, in denen Kernvermehrung angenommen wird, aber keine Mitosen zu finden sind, als Ursache für die Teilung der Kerne und vor allem für die Entstehung zweikerniger Zellen gehalten. Bei Bucher (1959) finden wir die Argumente und Befunde der Befürworter und der Gegner der Amitose ausführlich gewürdigt.

Ob es eine Entstehung zweikerniger Zellen durch amitotische Kernteilung gibt, wurde von vielen Autoren in Zweifel gezogen. Während die ersten Arbeiten (z.B. Leidy, 1849), wohl bedingt durch unzureichende optische Hilfsmittel und mangelhafte Fixierungstechniken, eine Entstehung zweikerniger Zellen durch Amitose angaben, schrieb Flemming (1880) über die „Kernvervielfältigung bei mehrkernigen Zellen", daß „nichts im Wege steht, auch in den mehrkernigen Zellen die Kernproduktion auf indirekte Theilung zurückzuführen" (p. 189). Die Entstehung zweikerniger Zellen durch mitotische Kernteilung wurde auch von Rabl

(1885), O. Hertwig und R. Hertwig (1887), Kostanecki (1892) u. a. angenommen und später durch Lebendbeobachtungen vielfach bestätigt (z. B. Oftebro, 1965; Mitsuhashi, 1967; Pera und Schwarzacher, 1968).

In unseren Lebendbeobachtungen bei M agrestis fanden wir bisher keine Hinweise auf amitotische Kernteilungen, die über das Stadium einer (im übrigen meist reversiblen) Kerneinbuchtung hinausgingen. Auch in fixierten Präparaten wurden keine für Amitosen typischen Kerneinschnürungen gesehen.

Aber erst die Ergebnisse der Untersuchungen von Pehlemann (1968) und vor ihm von Starr, Kajima und Piferrer (1966), die den speziellen Kernteilungsmechanismus bei der Amitose im Elektronmikroskop nachweisen konnten, dürften das Thema Amitose vom bisherigen „Glaubensproblem" (Bucher, 1959) wieder in den Bereich sachlicher Überlegungen zurückführen. Nach Pehlemann (1968) wird die Trennung der Kernhälften durch Kontraktion eines von den Centriolen gebildeten, um den Kernhals führenden Bündels von Mikrotubuli und Mikrofilamenten bewirkt.

Ein Teilgebiet der Amitose ist noch wenig erforscht, nämlich die Art der Chromosomenseparation. Mit Ausnahme von mehr oder weniger zufälligen Kernfragmentierungen zeigen alle Untersuchungen, daß das Chromosomenmaterial auch bei der Amitose gleichmäßig auf die Tochterkerne verteilt wird (Lit. bei Bucher, 1959).

Eine hierbei wichtige Frage ist, ob die Amitose Ersatz für die Mitose sein soll, d. h. ob vor der amitotischen Kernteilung (wie bei der mitotischen) eine Chromosomenreduplikation stattfindet, oder ob durch die Amitose eine somatische Reduktion des Chromosomenmaterials eintritt. Da die Angaben in der Literatur dahingehend übereinstimmen, daß die Tochterkerne einer vermutlichen Amitose nie haploid sind (Kerngröße, DNS-Gehalt), und „amitose-verdächtige" Kerne (mit Einbuchtungen und Durchschnürungen) immer mindestens die Größe eines diploiden Kerns vor der Mitose haben (DNS-Gehalt 4c), könnte die Amitose tatsächlich als Mitoseersatz angesehen werden.

Die Konsequenzen dieser Variation einer Mitose wäre jedoch, damit die Tochterkerne jeweils die gleiche Zahl von Chromosomen bekommen, entweder die Annahme einer Genomsonderung oder die Postulierung einer Chromatidentrennung im Mutterkern.

Eine Genomsonderung ist, wie besprochen, eine Sortierung und Trennung ganzer Chromosomen in zwei oder mehr Chromosomengruppen. Dies bedeutet jedoch, daß z. B. in einem diploiden Kern zwei haploide Chromosomensätze getrennt vorliegen und nach einer Kerndurchschnürung haploide Tochterkerne gebildet würden, obwohl der DNS-Gehalt der Tochterkerne (je 2c) dem eines diploiden Kerns nach der Mitose entspräche. Falls wir also eine Genomsonderung annehmen, würde eine somatische Reduktion eintreten. Bucher (1959) hielt die Theorie der Genomsonderung bei der Amitose für eine „interessante Arbeitshypothese".

Die zweite Möglichkeit ist die Chromatidentrennung im Mutterkern, an die sich die amitotische Kerndurchschnürung anschließt. Für die Trennung der Chromatiden sind verschiedene Mechanismen denkbar. Einmal könnte in einem diploiden G2-Kern eine Endomitose stattfinden, in der während der Endoanaphase die Chromatiden jedes Chromosoms getrennt würden. Eine andere Vorstellung wäre,

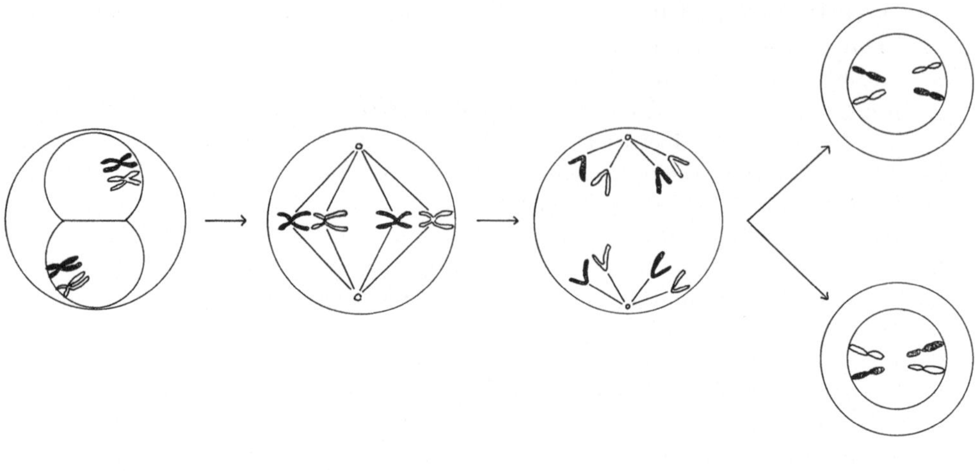



Abb. 53. Schematische Darstellung der Lokalisation der homologen Chromosomen in den tetraploiden Tochterkernen der Mitose einer doppelkernigen Zelle mit zwei diploiden Kernen

daß die Chromatiden eines tetraploiden G1-Kerns in zwei diploiden Gruppen vorliegen könnten, entweder durch eine Art von Genomsonderung oder dadurch, daß sie von vorneherein in getrennten Kernarealen liegen. Dies ist für tetraploide Kerne vorstellbar, die durch Zellkernfusion entstanden sind (Abb. 53). Hierbei müßten die Chromosomen der beiden diploiden Zellkerne (in der zweikernigen Mutterzelle) in der gemeinsamen tetraploiden Metaphasenplatte nach ihrer Herkunft getrennt angeordnet sein. Da die relative Position der Chromosomen zueinander auch in der Anaphase und Telophase nicht verändert wird (s. S. 76), kämen in den Tochterkernen je zwei der vier homologen Chromatiden an entgegengesetzten Kernpolen zu liegen.

Eine Amitose, bei der die Chromatidentrennung durch Endomitose bewirkt wird und an die sich sogleich eine amitotische Kernteilung anschließt, ist, falls die Kernteilung äqual verläuft, als Ersatz für eine normale Mitose anzusehen, da hier keine somatische Reduktion der Chromosomenzahl erfolgt. Liegen jedoch in einem tetraploiden Kern getrennte Chromatiden vor, können durch die Amitose zwei diploide Tochterkerne entstehen. In diesem Fall müßten wir von einer somatischen Reduktion sprechen.

Abb. 54 zeigt in einer schematischen Übersicht diese Denkmodelle für die äquale Aufteilung des Chromosomenmaterials bei der amitotischen Teilung eines Zellkerns mit einem relat. DNS-Gehalt von 4c.

Der Versuch, die genannten Möglichkeiten der Chromosomenverteilung auf die in der Literatur beschriebenen Amitosen anzuwenden, ist meist nicht durchführbar, da wir zur Ploidiebestimmung des Mutterkerns oder der Tochterkerne, wie eingangs beschrieben, mehr brauchen als nur die Kerngröße oder den DNS-Gehalt, nämlich bestimmte Marker-Strukturen. Beobachtungen, die diese Kriterien erfüllen, wurden bisher nur von Schwarzacher und Klinger (1963) mitgeteilt.

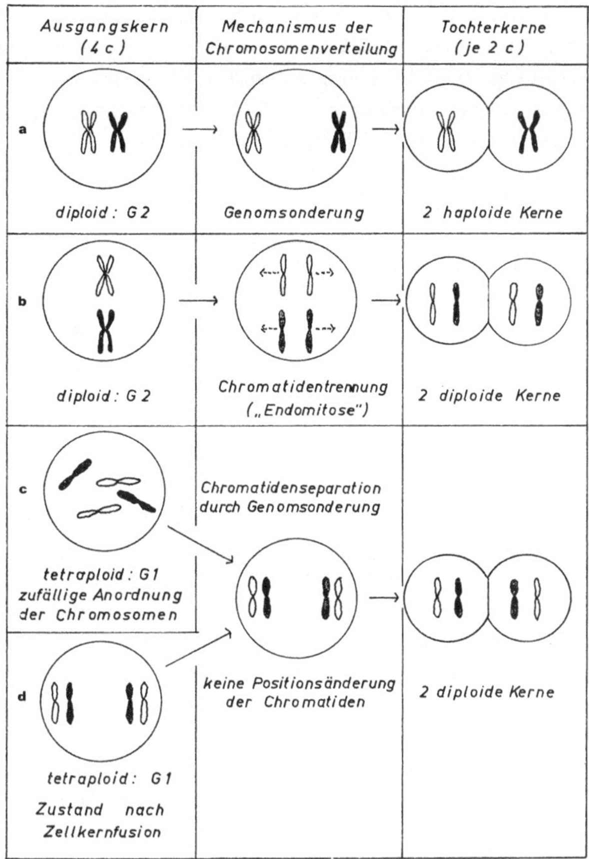


Abb. 54. Möglichkeiten der äqualen Aufteilung des Chromosomenmaterials bei der amitotischen Teilung eines Zellkerns mit einem relat. DNS-Gehalt von 4c, am Beispiel eines homologen Chromosomenpaares (z. B. weiß: X 1, schwarz: X 2)

Im menschlichen Amnion fanden Schwarzacher und Klinger (1963) eine mit dem Alter des Embryo ansteigende Zahl von mehrkernigen Zellen. Aus dem nahezu völligen Fehlen von Mitosen ab dem 6. Monat der Schwangerschaft, der wegen des fortdauernden Wachstums des Amnions offensichtlichen Zunahme der Kernzahl und dem Vorliegen typischer Kerneinschnürungen schlossen die Autoren auf eine amitotische Entstehung der mehrkernigen Zellen.

Nebenbei bemerkt, beschrieb bereits Flemming (1880) im Amnionepithel des Kaninchens das Auftreten vieler mehrkerniger Zellen und fand ebenfalls keine Mitosen. Allerdings glaubte Flemming, der der von ihm so benannten direkten Kernteilung oder Amitose stets skeptisch gegenüberstand, nicht an eine amitotische Entstehung der zweikernigen Zellen, sondern vermutete schubweise Mitosewellen, die er in seinen Präparaten eben nie erfaßte.

Die sehr eingehenden Untersuchungen von Schwarzacher und Klinger (1963) machen indessen die Existenz solcher Mitosewellen nicht sehr wahrscheinlich.

Durch Bestimmung des relativen DNS-Gehalts und aufgrund der Verteilung der Sexchromatinkörperchen in den Tochterkernen schlossen Schwarzacher und Klinger auf eine Aufteilung des Chromosomenmaterials in ganzen euploiden Sätzen. Jeder der diploiden Kerne enthielt ein Sexchromatinkörperchen; 4c-Kerne mit Einschnürungen hatten meist zwei Sexchromatinkörper.

Das Sexchromatin repräsentiert bekanntlich eines der beiden X-Chromosomen der Frau, welches nach der Hypothese von Mary Lyon (1961) im frühen Embryonalstadium inaktiviert wurde. Nach der Lyon-Hypothese bleibt das einmal inaktivierte X-Chromosom in allen Nachkommen dieser Zelle inaktiviert.

Um das Vorliegen von zwei Sexchromatinkörpern in den eingeschnürten 4c-Kernen erklären zu können, müßte man für den Fall, daß dieser 4c-Kern, also der vermutliche Ausgangskern für die amitotische Kernteilung, ein diploider G2-Kern ist (in der G2-Periode eines diploiden Kerns ist normalerweise nur 1 doppelt großes Sexchromatinkörperchen sichtbar) entweder eine endomitotische Chromatidentrennung (auch der beiden Chromatiden des inaktiven X-Chromosoms) und eine Bewegung der Schwesterchromatiden zu den Kernpolen im Interphasekern postulieren (Abb. 54b), ein Vorgang der sich allerdings der Beobachtung entzieht, oder, im Falle einer Genomsonderung in zwei haploide Sätze (Abb. 54a), eine Reaktivierung eines der beiden inaktiven X-Chromatiden in der Kernhälfte mit dem inaktiven X, und eine Inaktivierung eines der beiden X-Chromatiden in der anderen Kernhälfte. Nur so wäre zu erklären, warum aus einem diploiden Kern mit einem Sexchromatin durch Amitose zwei Tochterkerne mit zusammen zwei Sexchromatinkörpern entstehen könnten. Nimmt man jedoch als Ausgangskerne für die Amitose nicht diploide G2-, sondern tetraploide G1-Kerne an, in denen die Chromatiden bereits getrennt vorliegen (Abb. 54c), also auch zwei Sexchromatinkörperchen vorhanden sein können, entfiele eine mögliche Änderung des Aktivitätszustandes des X-Chromosoms. Die beiden diploiden Genome könnten sich durchaus von vorneherein in verschiedenen Kernarealen befinden (Abb. 53 und 54d). Da eine Teilung eines Sexchromatinkörperchens nie direkt beobachtet wurde, könnten 4c-Kerne mit nur einem Sexchromatin zwar als diploide G2-Kerne angesehen werden, sie müßten jedoch nicht die Mutterkerne der diploiden G1-Kerne darstellen. Die Ausgangskerne für die Amitose könnten dann die von den zit. Autoren beschriebenen 4c-Kerne mit zwei Sexchromatinkörperchen darstellen. Zur Abklärung der hier angeschnittenen Fragen wäre es nötig, an einem besser geeigneten Untersuchungsobjekt, als es das menschliche Amnion ist, die Verteilung der Chromosomen durch amitotische Kernteilung zu prüfen.

Nach der oben angegebenen Definition der Ploidie der Zelle (im Gegensatz zur Ploidie des Zellkerns) würde strenggenommen auch bei einer Genomsonderung keine somatische Reduktion eintreten, solange die beiden Tochterkerne einer amitotischen Kernteilung in einem gemeinsamen Cytoplasma verbleiben. Die Zweikernigkeit ist jedoch keine obligate Folge einer Amitose; gerade die Untersuchungen von Pehlemann (1968) haben gezeigt, daß nach der amitotischen Kernteilung durchaus auch eine Cytoplasmateilung auftreten kann.

## C. Somatische Segregation

Das Problem der somatischen Segregation ist eng mit den Fragen der somatischen Polyploidisierung, insbesondere der Zellfusion, und der somatischen Reduktion verknüpft.

Während bei einer normalen Mitose die beiden in der Anaphase getrennten Chromatiden jedes Chromosoms in einen der beiden Tochterkerne gelangen, und somit die Tochterkerne sowohl untereinander als auch dem Mutterkern genetisch gleichwertig sind, führt eine somatische Segregation zum Austausch ein oder mehrerer Chromosomen oder ganzer haploider Genome.

Der Austausch von Genen homologer Chromosomen (Rekombination, somatisches Cross-over) und ganzer Chromosomen (somatische Segregation) wurde von Stern (1936) bei Drosophila melanogaster beschrieben. Nach Ohno (1966) könnte bei einem gegebenen homologen Chromosomenpaar die somatische Segregation durch doppelte Non-disjunction vollzogen werden. Hierbei gehen in der Mitose die beiden Chromatiden des vom Vater stammenden Homologen zum einen Zellpol bzw. in den einen Tochterkern, die von der Mutter stammenden Homologen zum anderen Pol. Dieser Mechanismus ist auch für diploide Zellen denkbar.

Für die Entstehung diploider Segreganten aus tetraploiden Zellen müßte in einer tetrapolaren oder in einer doppelt bipolaren Mitose (z. B. Parallelmitose nach Genomsonderung) jeder der vier haploiden Sätze selektiv an eine der vier Äquatorialplatten gebunden sein. Wenn die zwei von Vater und die zwei von der Mutter stammenden Homologen in einer aufeinanderfolgenden, nicht einer abwechselnden, Reihenfolge zu liegen kommen, entstehen zwei Segreganten (Ohno, 1966).

Cytologische und genetische Hinweise für eine somatische Segregation wurden von Ohno (1966) bei Säugern, Vögeln und Fischen mitgeteilt. Martin und Sprague (1969) demonstrierten eine somatische Segregation für drei verschiedene Autosomen in Fibroblastenkulturen, die von Menschen, die für bestimmte chromosomale Varianten heterozygot waren, stammten. Hierbei traten in tetraploiden Zellklonen, die wahrscheinlich durch Zellkernfusion entstanden waren, diploide Rekombinanten auf.

Sinha (1967) fand in Blutkulturen eines männlichen Opossums eine somatische Segregation, die nur die Autosomen, nicht aber die Geschlechtschromosomen betraf: haploide Metaphasen enthielten sowohl das X- wie auch das Y-Chromosom. Auch Ohno (1966) und Martin und Sprague (1969) fanden nie eine somatische Segregation der Geschlechtschromosomen. Engel, McGee und Harris (1969) beobachteten, daß Zellhybriden, die durch Fusion zweier Mäuse-Zellstämme mit je einem verschiedenen Enzymdefekt entstanden und durch somatische Reduktion diploid geworden waren, beide Enzyme synthetisieren konnten, ein Zeichen, daß sie Genloci von beiden elterlichen Zellen erhalten haben. Wegen des annähernd gleichen Karyotyps der Ausgangszellen war in diesem Fall eine chromosomale Differenzierung in den diploiden Segreganten nicht möglich. Dagegen fanden Teplitz, Gustafson und Pellett (1968) in diploiden Segreganten aus Nerz und Rind je einen haploiden Satz beider Elternspecies.

Während bei vierpoligen Mitosen tetraploider Zellen bei konsekutiver Anordnung der elterlichen Chromosomensätze in der Mitosefigur Segreganten entstehen können, aber die Tochterkerne bei alternierender Reihenfolge der väterlichen und mütterlichen Chromosomensätze genetisch gleichwertig sind, tritt bei tripolaren Mitosen tetraploider Zellen notwendigerweise eine somatische Segregation auf. Abb. 55 zeigt die drei Möglichkeiten einer Aufteilung der Chromosomen, wenn die Chromosomen einer tetraploiden Zelle durch eine tripolare Mitose im Verhältnis 3:3:2 aufgeteilt werden.

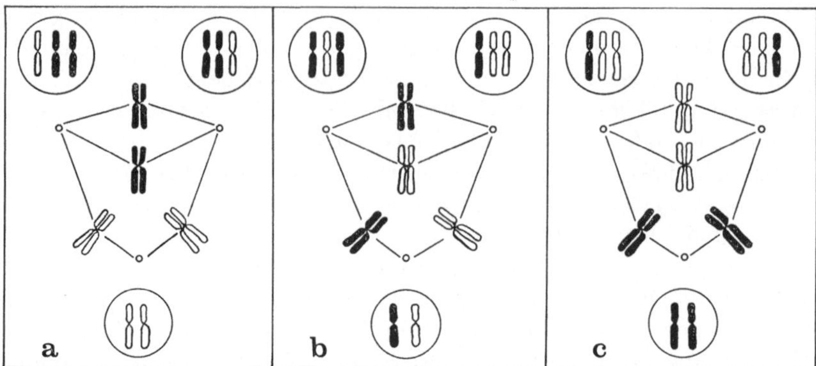

Abb. 55a—c. Möglichkeiten der Verteilung von vier homologen Chromosomen einer tetraploiden Zelle, bei der durch eine tripolare Mitose ein diploider Tochterkern und zwei triploide
Tochterkerne entstehen. In die oberen Ecken und unten sind die aus der jeweiligen Anordnung der Chromosomen sich ergebenden Chromosomenverhältnisse in den Tochterkernen
eingezeichnet. Schwarz: Väterliche Chromosomen. Weiß: Mütterliche Chromosomen

Wenn wir dieses Beispiel auf die X-Chromosomen eines weiblichen Säugers
anwenden, könnte der diploide Tochterkern zwei, ein oder überhaupt kein aktives
(bzw. inaktives) X-Chromosom erhalten. Wir haben bisher keine Klarheit darüber,
ob — im Gegensatz zur Lyon-Hypothese — in der diploiden Zelle mit zwei
aktiven X-Chromosomen eines inaktiviert, und in der diploiden Zelle mit zwei
inaktiven X-Chromosomen eines reaktiviert werden kann, oder ob solche Zellen
nicht lebensfähig sind. — Die triploiden Zellen können nach diesem Schema ein
oder zwei inaktive X-Chromosomen erhalten. Es ist möglich, daß hierdurch die von
Mittwoch, Atkin und Ellis (1963) und Ewards, Yuncken, Rushton und Mittwoch
(1967) gefundenen Sexchromatinhäufigkeiten in triploiden Zellen des Menschen
erklärt werden können. In triploiden Zellkernen weiblicher Individuen können
nämlich sowohl ein als auch zwei Sexchromatinkörper auftreten.

Die Faktoren der selektiven Sortierung der Chromosomen in multipolaren
Mitosen und anderen Reduktionsteilungen sind im Einzelnen noch unbekannt.
Nach Ohno (1966) ist eine bestimmte Affinität der Spindelfasern zu einem bestimmten Chromosom und seinem Homologen Voraussetzung für diese Mechanismen. Es wäre aber auch denkbar, daß jedes Centriol einen ganzen haploiden Satz
kontrolliert. Ein anderer Mechanismus, der zu diskutieren ist, könnte in einer
End-zu-End-Verbindung der Chromosomen (Interphase-Assoziationen) liegen, wie
sie von Sved (1966) und Wagenaar (1969) in der Prophase verschiedener Pflanzen beschrieben wurden. Hierbei sollen homologe Chromosomen in der Kette jeweils hintereinander liegen. Nach dem von Comings (1968) vorgeschlagenen Modell
für die Lage des Chromatins in der Interphase sollen die Chromosomen im
entspiralisierten Zustand an bestimmten Stellen der Kernmembran fixiert sein.
Diese Beobachtungen, wie auch die seit langem bekannte Tendenz zur somatischen
Paarung homologer Chromosomen im Interphasekern (Stevens, 1908; Metz, 1916,
1925; Holt, 1917; Geitler, 1939; Boss, 1954; Gropp und Odunjo, 1963; Kitani,

1963; Maguire, 1967; Chauhan und Abel, 1968; Hughes-Schrader, 1969) lassen sich allerdings nur schwer mit der Annahme einer Genomsonderung vereinen.

# Zusammenfassung

Die bei Säugern vorkommenden Mechanismen der Heteroploidisierung (= Veränderungen der für somatische Zellen typischen Ploidie um jeweils ganze Genome) und das Verhalten heteroploider Zellen in vitro wurden an Gewebekulturen der Erdmaus (Microtus agrestis) untersucht.

1. In bestimmten Zelltypen von M. agrestis treten große Chromozentren auf, die von den heterochromatischen Anteilen der Geschlechtschromosomen gebildet werden. Diese Anteile zeigen heteropyknotisches Verhalten während des Zellcyclus, genetische Inaktivität und eine späte DNS-Replikation. Die Zahl der Chromozentren im Interphasekern ist der Ploidie des Zellkerns proportional, ihre relative Position und Struktur sind in Schwesterkernen gleich. Aufgrund der Zusammensetzung der Geschlechtschromosomen (Euchromatin, fakultatives und konstitutives Heterochromatin, die zu unterschiedlichen Zeiten der S-Periode replizieren) lassen sich bei $^3$H-Thymidin-Markierung bis zu 7 verschiedene Markierungsmuster unterscheiden, die eine bis auf wenige Minuten genaue Einteilung der S-Periode ermöglichen.

2. Die Rate mehrkerniger Zellen beträgt in Gewebekulturen von M. agrestis 7—21%. $^9/_{10}$ der zweikernigen Zellen enthalten Schwesterzellkerne, $^1/_{10}$ Zellkerne verschiedener Herkunft. Die Entstehung zweikerniger Zellen durch Ausbleiben der Cytoplasmateilung nach der Mitose und durch Fusion zufällig benachbarter Zellen wurde durch Lebendbeobachtung und Autoradiographie sowie durch die Lage und Struktur der Chromozentren nachgewiesen.

3. Zweikernige Zellen verhalten sich in 90% während des Zellcyclus bis auf wenige Minuten genau völlig synchron, 10% weisen eine Asynchronie während der DNS-Synthese und zu Beginn der Mitose auf.

4. Durch synchrone Mitose der Kerne mehrkerniger Zellen entstehen gemeinsame Metaphasenplatten und polyploide Tochterkerne. Wesentlich seltener tritt Polyploidisierung durch Endoreduplikation auf (2%), während für Endomitose und C-Mitose keine deutlichen Hinweise gefunden wurden.

5. An Mechanismen der somatischen Reduktion konnten nur multipolare Mitosen nachgewiesen werden; hierbei können die Chromosomen nach vollständigen Genomen geordnet aufgeteilt werden. Es fanden sich haploide, diploide, triploide und tetraploide Tochterkerne.

6. Der Zellcyclus heteroploider Zellen unterscheidet sich nicht grundsätzlich von dem diploider Zellen.

7. In der Diskussion wird ein Überblick über die Mechanismen der somatischen Polyploidisierung (Endoreduplikation, Endomitose, C-Mitose, Zellkernfusion), die Entstehung polyploider Organismen (abnorme Fertilisation, Kernfusion von Blastomeren) und die Mechanismen der somatischen Reduktion (multipolare Mitose, Genomsonderung, Amitose) gegeben, sowie das bei der Heteroploidisierung sich ergebende Problem der somatischen Segregation kurz behandelt.

# Mechanisms of Polyploidization and Somatic Reduction
# Summary

The mechanisms of heteroploidization (alteration of the ploidy typical for somatic cells by complete genomes) in vitro were studied, using tissue cultures of the field-vole (Microtus agrestis).

Microtus agrestis possesses, in both male and female, unusually large sex chromosomes that consist of predominantly heterochromatic chromosome material. According to the DNA-replication-pattern a constitutive (autosomal) and a facultative ("true X-material") heterochromatin can be distinguished. In certain types of cells (e.g. nerve cells, kidney cells) the heterochromatic segments of the sex chromosomes remain condensed during interphase, hence are heteropyknotic. They form large chromocenters which are numerically proportional to the ploidy of the cell-nucleus. In other cell types (e.g. fibroblasts, liver cells) large chromocenters are not observable but instead, in the female, a typical sex chromatin body can be formed in some of the cells. The heterochromatic segments of the sex chromosomes are genetically inactive in both types of cells and exhibit late DNA replication. The relative position and the structure of the chromocenters remain constant throughout the cell cycle and are identical in the nuclei of daughter cells. The composition of the sex chromosomes (euchromatin, facultative and constitutive heterochromatin, which replicate at different phases of the S-period) enables in the female 7 and in the male 5 different labelling-patterns to be distinguished after labelling with ³H-thymidine. This allows, within a latitude of a few minutes, an exact division of the S-period.

Binucleated cells occur in the tissue cultures in 7—21% of all cells; 90% of the binucleated cells contain sister nuclei; 10% contain cell-nuclei of diverse origin. The formation of binucleated cells through nondivision of the cytoplasm after mitosis (sister nuclei) and through fusion of randomly neighbouring cells was demonstrated by direct observation of living cells and autoradiography after ³H-thymidine labelling as well as by the position and structure of the chromocenters. 90% of binucleated cells show a strong synchrony within limits of a few minutes during the cell cycle; 10% show asynchrony during DNA synthesis and at the start of mitosis.

Synchronous mitosis of the nuclei of polynucleated cells leads to the occurrence of common metaphase plates and polyploid daughter-nuclei. Nuclear fusion is the most frequent mechanism of polyploidization, endoreduplication being a much rarer cause (2%). In regard to endomitosis and C-mitosis no reliable indications were found.

Multipolar mitoses were the only mechanisms of somatic reduction which could be demonstrated. Here the chromosomes are sorted out and separated into complete genomes. 29% of all tetraploid mitoses showed multipolar spindle formation. Haploid, diploid, triploid and tetraploid daughter-nuclei were observed.

The cell cycle of heteroploid cells is not basically different from that of diploid cells. Variation was found, however, in the frequencies of cell-nuclei belonging to a particular ploidy both in interphase and in mitosis. The ratio of triploid interphase nuclei exceeded that of triploid mitoses. A higher percentage of tetraploid mitoses was observed than of tetraploid interphase nuclei. Possibly heteroploid cells do not form stable stemlines but in the majority of cases represent short-lived, provisional forms of a constantly-changing ploidy within a cell population.

In addition to a discussion of the author's findings, a survey of the mechanisms of heteroploidization in mammals is presented. Among mechanisms of somatic polyploidization those of endoreduplication, endomitosis, C-mitosis and fusion of cell-nuclei are discussed. To account for the occurrence of partially (mosaic) or completely polyploid organisms, abnormal fertilization and nuclear fusion of blastomeres are given consideration. Among mechanisms of somatic reduction of the chromosome number the phenomena of multipolar mitosis, genome segregation, somatic reductional division in the strict sense, as well as amitosis, are discussed. Finally the problem of somatic segregation arising from heteroploidization is given attention.

*Danksagung.* Diese Arbeit wurde mit dankenswerter Unterstützung durch die Deutsche Forschungsgemeinschaft durchgeführt.

Herrn Priv.-Doz. Dr. U. Wolf, Freiburg i. Br., schulde ich besonderen Dank für die großzügige Überlassung von Untersuchungsmaterial. Weiterhin danke ich Frl. L. Gorman, Freiburg i. Br., für die Herstellung von Präparaten und Frau M. Becker, Gießen, für die sachkundige und gewissenhafte Durchführung der Gewebekulturen, ebenso Frl. P. Scholz und Herrn V. Puel, Bonn, für ihre wertvolle technische Mithilfe.

Ganz besonders herzlich möchte ich jedoch Herrn Prof. Dr. H. G. Schwarzacher, Bonn, danken, der meine Arbeit durch vielfältige Anregungen und stete Hilfe entscheidend gefördert hat.

# Literatur

Arnold, J.: Über feinere Structur der Zellen unter normalen und pathologischen Bedingungen. Virchows Arch. path. Anat. **77**, 181—206 (1879a).
— Beobachtungen über Kernteilungen in den Zellen der Geschwülste. Virchows Arch. path. Anat. **78**, 279—301 (1879b).
— Beobachtungen über Kerne und Kernteilungen in den Zellen des Knochenmarks. Virchows Arch. path. Anat. **93**, 1—38 (1883).
— Über Theilungsvorgänge an den Wanderzellen, ihre progressiven und regressiven Metamorphosen. Arch. mikr. Anat. **30**, 205—310 (1887).
Artom, C.: L'origine e l'evoluzione della parthenogenesi attraverso i differenti biotipi di una specie collettiva (*Artemia salina* L.) con speciale referimento al biotipi diploide parthenogenetico di Sète. Mem. R. Accad. Italia **2**, 3—55 (1931).
Austin, C. R.: Anomalies of fertilization leading to triploidy. J. cell. comp. Physiol. **56**, (Suppl. 1) 1—15 (1960).
Bachmann, K., Cowden, R. R.: Quantitative cytophotometric studies on polyploid liver cell nuclei of frog and rat. Chromosoma (Berl.) **17**, 181—193 (1965).
Baltzer, F.: Über mehrpolige Mitosen bei Seeigeleiern. Verh. phys.-med. Ges., Würzb. **39**, 291—330 (1908).
— Die Chromosomen von *Strongylocentrotus lividus* und *Echinus microtuberculatus*. Arch. Zellforsch. **2**, 549—632 (1909).
Barasa, A., Godina, G., Tizzani, L.: Mitoses de cellules binucléés in vitro (1). C. R. Ass. Anat. **52**, 179—183 (1967).
Bassermann, F. J.: Zahl und Größe der geschlechtsspezifischen Chromatindifferenzierung in polyploiden und endomitotisch verdoppelten Kernen von Flimmerzellen des menschlichen Bronchialepithels. Ärztl. Wschr. **12**, 307—309 (1957).
Bataillon, E., Tchou-Su, M.: Analyse de la fécondation chez les batraciens par l'hybridation et la polyspermie physiologique. Arch. Entwickl.-Mech. Org. **115**, 779—824 (1929).
Bauer, H.: Die polyploide Natur der Riesenchromosomen. Naturwissenschaften **26**, 77 (1938)

7*

Beams, H. W., King, R. L.: The origin of binucleate and large mononucleate cells in the liver of the rat. Anat. Rec. **83**, 291—297 (1942).

Beçak, M. L., Beçak, W., Rabello, M. N.: Further studies on polyploid amphibians (*Ceratophrydidae*). Chromosoma (Berl.) **22**, 192—201 (1967).

Beermann, W.: Chromosomenkonstanz und spezifische Modifikationen der Chromosomenstruktur in der Entwicklung und Organdifferenzierung von *Chironomus tentans*. Chromosoma (Berl.) **5**, 139—198 (1952).

— Pelling, C.: H³-Thymidin-Markierung einzelner Chromatiden in Riesenchromosomen. Chromosoma (Berl.) **16**, 1—21 (1965).

Bělǎr, K.: Die cytologischen Grundlagen der Vererbung. Handbuch der Vererbungswissenschaft I B, Berlin: Borntraeger 1928.

Bell, A. G., Baker, D. G.: X-irradiation-induced polyploidy in human leucocyte cultures. Exp. Cell Res. **38**, 144—152 (1965).

Beneden, E. van: (1875): Zit. nach Flemming (1880).

— Neyt, A.: Nouvelles recherches sur la fécondation et la division mitotique chez l'Ascaride mégalocéphale. Bull. Acad. roy. Med. Belg., Ser. 3, **14**, 215—295 (1887).

Benninghoff, A.: Funktionelle Kernschwellung und Kernschrumpfung. Anat. Nachr. **1**, 50—53 (1950).

Berger, C. A.: Multiplication and reduction of somatic chromosome groups as a regular developmental process in the mosquito, *Culex pipiens*. Contr. Embryol. Carneg. Instn. Wash. Publ. No 496, **167**, 209—232 (1938).

Bloom, S. E.: Chromosome abnormalities in early chicken (*Gallus domesticus*) embryos. Chromosoma (Berl.) **28**, 357—369 (1969).

Böök, J. A.: Triploidy in *Triton taeniatus* Laur. Hereditas (Lund) **26**, 107—114 (1940).

— Santesson, B.: Malformation syndrome in man associated with triploidy (69 chromosomes). Lancet **1960 I**, 857—859.

Bolund, L., Ringertz, N. R., Harris, H.: Changes in the cytochemical properties of erythrocyte nuclei reactivated by cell fusion. J. Cell Sci. **4**, 71—87 (1969).

Boss, V.: Mitosis in cultures of newt tissue. II. Chromosome pairing in anaphase. Exp. Cell Res. **7**, 225—231 (1954).

Boveri, T.: Zellen-Studien. H. 1. Jena: G. Fischer 1887.

— Zellen-Studien. H. 2. Jena: G. Fischer 1888.

— Zellen-Studien. H. 3. Jena: G. Fischer 1890.

— Über mehrpolige Mitosen als Mittel zur Analyse des Zellkerns. Verh. phys.-med. Ges. Würzb. **35**, 67—90 (1903).

— Zellen-Studien. H. 6. Jena: G. Fischer 1907.

— Die Blastomerenkerne von *Ascaris megalocephala* und die Theorie der Chromosomenindividualität. Arch. Zellforsch. **3**, 181—268 (1909).

— Zur Frage der Entstehung maligner Tumoren. Jena: G. Fischer 1914.

Bowen, R. H.: Notes on the occurrence of abnormal mitoses in spermatogenesis. Biol. Bull. **43**, 184—202 (1922).

Brauer, A.: Zur Kenntnis der Reifung des parthogenetisch sich entwickelnden Eies von *Artemia salina*. Arch. mikr. Anat. **43**, 162—222 (1894).

Briggs, R.: The experimental production and development of triploid frog embryos. J. exp. Zool. **106**, 237—266 (1947).

Brinkley, B. R., Stubblefield, E., Hsu, T. C.: The effect of colcemid inhibition and reversal of the fine structure of the mitotic apparatus of Chinese hamster cells in vitro. J. Ultrastruct. Res. **19**, 1—18 (1967).

Brown, R.: Observations on the organs and mode of fecundation in *Orchideae*. Trans. Linn. Soc. **16**, 685 (1833).

Bucher, O.: Die Amitose der tierischen und menschlichen Zelle. Protoplasmatologia VI/E 1, Wien: Springer 1959.

— Cytologie, Histologie und mikroskopische Anatomie des Menschen, 5. Aufl. Bern u. Stuttgart: Huber 1967.

Cameron, I. L.: Is the duration of DNA synthesis in somatic cells of mammals and birds a constant? J. Cell Biol. **20**, 185—188 (1964).

Carriere, R.: Polyploid cell reproduction in normal adult rat liver. Exp. Cell Res. **46**, 533—540 (1967).

Chauhan, K. P. S., Abel, W. O.: Evidence for the association of homologous chromosomes during premeiotic stages in *Impatiens* and *Salvia*. Chromosoma (Berl.) **25**, 297—302 (1968).

Church, K.: Pattern of DNA replication in binucleate cells occurring in mouse embryo cell cultures. Exp. Cell Res. **46**, 639—641 (1967).

Citoler, P., Gropp, A.: DNS-Replikation von autosomalem Heterochromatin. Exp. Cell Res. **54**, 337—346 (1969).

— Pera, F., Schwarzacher, H. G.: Cytologische Untersuchungen an einem menschlichen Abortus mit vorwiegend tetraploiden Zellen in vitro. Hum. Genet. **7**, 109—118 (1969).

Clara, M.: Untersuchungen an der menschlichen Leber. II. Über die Kerngrößen in den Leberzellen, zugleich über Amitose und über das Wachstum der „stabilen Elemente". Z. mikr.-anat. Forsch. **22**, 145—219 (1930).

Comings, D. E.: The rationale for an ordered arrangement of chromatin in the interphase nucleus. Amer. J. hum. Genet. **20**, 440—460 (1968).

D'Amato, F.: Endopolyploidy as a factor in plant tissue development. Caryologia **17**, 41—52 (1964).

Darlington, S. D., Haque, A.: Polyploidy with chromosome breakage at meiosis in the human male. Cytogenetics **1**, 196—198 (1962).

Deeley, E. M.: An integrating microdensitometer for biological cells. J. sci. Instrum. **32**, 263—267 (1955).

Dermen, H.: The pattern of tetraploidy. J. Hered. **44**, 31 (1953).

Eberth, C. J.: Über Kern- und Zelltheilung. Virchows Arch. path. Anat. **67**, 523—541 (1876).

Edwards, J. H., Yuncken, C., Rushton, D. I., Richards, S., Mittwoch, U.: Three cases of triploidy in man. Cytogenetics **6**, 81—104 (1967).

Ellis, J. R., Marschall, R., Normand, I. C. S., Penrose, L. S.: A girl with triploid cells. Nature (Lond.) **198**, 411 (1963).

Engel, E., McGee, B. J., Harris, H.: Recombination and segregation in somatic cell hybrids. Nature (Lond.) **223**, 152—155 (1969).

Evans, H. J.: Chromatid aberrations induced by gamma irradiation. I. The structure and frequency of chromatid interchanges in diploid and tetraploid cells of *Vicia faba*. Genetics **46**, 257—275 (1961).

Fankhauser, G.: Polyploidy in the salamander, *Eurycea bislineata*. J. Hered. **30**, 379—388 (1939).

Fell, H. B., Hughes, A. F.: Mitoses in the mouse: a study of living and fixed cells in tissue cultures. Quart. J. mikr. Sci. **90**, 355—380 (1949).

Fernández-Gómez, M. E.: Rate of DNA synthesis in binucleate cells. Histochemie **12**, 302—306 (1968).

Fetner, R. H., Porter, E. D.: Multipolar mitosis in the KB (Eagle) human cell line and its increased frequency as a function of 250 KV X-irradiation. Exp. Cell Res. **37**, 429—439 (1965).

Flemming, W.: Über das Verhalten des Kerns bei der Zelltheilung, und über die Bedeutung mehrkerniger Zellen. Virchows Arch. path. Anat. **77**, 1—29 (1879).

— Beiträge zur Kenntniss der Zelle und ihrer Lebenserscheinungen. Theil 2. Arch. mikr. Anat. **18**, 151—259 (1880).

— Zellsubstanz, Kern- und Zelltheilung. Leipzig: F. C. W. Vogel 1882.

— Über Theilung und Kernformen bei Leukocyten und über deren Attractionssphären. Arch. mikr. Anat. **37**, 249—298 (1891).

— Zelle. Erg. Anat. Entwickl.-Gesch. **1**, 43—82 (1892).

Fol, H.: Études sur la développement des mollusques. Arch. Zool. exp. gén. **4**, 1—214 (1875).

— Recherches sur la fécondation et le commencement de l'hénogénie chez divers animaux. Genève-Bale-Lyon: H. Georg 1879.

Fraccaro, M., Kaijser, K., Lindsten, J.: Somatic chromosome complement in continuously cultured cells of two individuals with gonadal dysgenesis. Ann. hum. Genet. **24**, 45—61 (1960).

Frolowa, S.: Die Polyploidie einiger Gewebe bei Dipteren. Z. Zellforsch. **8**, 542—565 (1929).

Geitler, L.: Die Analyse des Kernbaus und der Kernteilung der Wasserläufer *Gerris lateralis* und *Gerris lacustris* (*Hemiptera, Heteroptera*) und die Somadifferenzierung. Z. Zellforsch. 641—672 (1937).

— Die Entstehung der polyploiden somatischen Zellkerne durch wiederholte Chromosomenteilung ohne Spindelbildung und Kernteilung. Naturwissenschaften **26**, 722—723 (1938).

— Die Entstehung der polyploiden Somakerne der Heteropteren durch Chromosomenteilung ohne Kernteilung. Chromosoma (Berl.) **1**, 1—22 (1939).

— Notizen zur endomitotischen Polyploidisierung in Trichozyten und Elaiosomen sowie über Kernstrukturen bei *Gagea lutea*. Chromosoma (Berl.) **3**, 271—281 (1950).

— Karyologische Anatomie. Scientia (Milano) **87**, 216—219 (1952).

— Endomitose und endomitotische Polyploidisierung. Protoplasmatologia VI/C. Wien: Springer 1953.

— Riesenchromosomen bei Pflanzen. Forsch. Fortschr. dtsch. Wiss. **39**, 295—298 (1965).

Geneva Conference: Standardization of procedures for chromosome studies in abortion. Cytogenetics **5**, 361—393 (1966).

Gläss, E.: Die Identifizierung der Chromosomen im Karyotyp der Rattenleber. Chromosoma (Berl.) **7**, 655—669 (1956).

— Das Problem der Genomsonderung in den Mitosen unbehandelter Rattenlebern. Chromosoma (Berl.) **8**, 468—492 (1957).

Godina, G., Barasa, A., Tizzani, L.: Formation de cellules binucléés dans des cultures soumises à des températures subnormales. C. R. Ass. Anat. **51**, 453—458 (1966).

González-Fernández, A., López-Sáez, J. F., Giménez-Martin, G.: Duration of the division cycle in binucleate and mononucleate cells. Exp. Cell Res. **43**, 255—267 (1966).

Grafl, I.: Kernwachstum durch Chromosomenvermehrung als regelmäßiger Vorgang bei der pflanzlichen Gewebedifferenzierung. Chromosoma (Berl.) **1**, 265—275 (1939).

— Über das Wachstum der Antipodenkerne von *Caltha palustris*. Chromosoma (Berl.) **2**, 1—11 (1941).

Grell, K. G.: Die Chromosomen von *Aulacantha scolymantha* Haeckel. Arch. Protistenk. **99**, 1—54 (1953).

Grell, M.: Cytological studies in culex. I. Somatic reduction divisions. Genetics **31**, 60—94 (1946).

Gropp, A., Odunjo, F.: Beobachtungen zur morphologischen Konkordanz homologer Chromosomen somatischer Zellen. Exp. Cell Res. **30**, 577—582 (1963).

Gross, F.: Untersuchungen über die Polyploidie und die Variabilität bei *Artemia salina*. Naturwissenschaften **20**, 962—967 (1932).

— Die Reifungs- und Furchungsteilungen von *Artemia salina* im Zusammenhang mit dem Problem des Kernteilungsmechanismus. Z. Zellforsch. **23**, 522—565 (1935).

Grundmann, E.: Allgemeine Cytologie. Stuttgart: Thieme 1964.

Gutherz, S.: Zur Kenntnis des Heterochromosomen. Arch. mikr. Anat. **69**, 491—514 (1907).

Häcker, V.: Die Eibildung bei *Cyclops* und *Canthacamptus*. Zool. Jb. **5**, 211—248 (1892).

— Die Vorstadien der Eireifung. Arch. mikr. Anat. **45**, 200—273 (1895a).

— Über die Selbständigkeit der väterlichen und mütterlichen Kernbestandteile während der Embryonalentwicklung von *Cyclops*. Arch. mikr. Anat. **49**, 579—618 (1895b).

Hansen-Melander, E.: The relation sex chromosomes to chromocenters in somatic cells of *Microtus agrestis* (L.). Hereditas (Lund) **52**, 357—366 (1965).

Harris, H., Sidebottom, E., Grace, D. M., Bramwell, M. E.: The expression of genetic information: a study with hybrid animal cell. J. Cell Sci. **4**, 499—525 (1969).

— Watkins, J. F.: Hybrid cells derived from mouse and man: artificial heterokaryons of mammalian cells from different species. Nature (Lond.) **205**, 640—646 (1965).

— — Ford, C. E., Schoefl, G. I.: Arteficial heterokaryons of animal cells from different species. J. Cell Sci. **1**, 1—30 (1966).

Heidenhain, M.: Neue Untersuchungen über die Centralkörper und ihre Beziehungen zum Kern- und Zellenprotoplasma. Arch. mikr. Anat. **43**, 423—758 (1894).

— Über Zwillings-, Drillings- und Vierlingsbildungen der Dünndarmzotten, ein Beitrag zur Teilkörpertheorie. Anat. Anz. **40**, 102—147 (1912).

— Über die Noniusfelder der Muskelfaser. Beitrag zur Teilkörpertheorie. Anat. Hefte **56** (1919).

Heitz, E.: Das Heterochromatin der Moose. Jb. wiss. Bot. **69**, 762—818 (1928).
— Heterochromatin, Chromozentren, Chromomeren, Ber. dtsch. bot. Ges. **47**, 274—284 (1929).
— Die Herkunft der Chromozentren. Dritter Beitrag zur Kenntnis der Beziehung zwischen Kernstruktur und qualitativer Verschiedenheit der Chromosomen in ihrer Längsrichtung. Planta (Berl.) **18**, 571—636 (1933).
Heneen, W. K.: In situ analysis of normal and abnormal patterns of the mitotic apparatus in cultured rat-kangaroo cells. Chromosoma (Berl.) **29**, 88—117 (1970).
— Nichols, W. W., Levan, A., Norrby, E.: Polykaryocytosis and mitosis in a human cell line after treatment with measles virus. Hereditas (Lund) **64**, 53—84 (1970).
Henle (1838): Zit. nach Clara, 1930.
Herreros, B., Gianelli, F.: Spatial distribution of old and new chromatid sub-units and frequency of chromatid exchanges in induced human lymphocyte endoreduplications. Nature (Lond.) **216**, 286—288 (1967).
Hertwig, G.: Vergleich der Kerngrößen von somatischen und generativen Zellen bei Maus und Ratte. Anat. Anz. **72**, Suppl., 228—236 (1931).
— Hertwig, P.: Triploide Froschlarven. Arch. mikr. Anat. **94**, 34—54 (1920).
Hertwig, O.: Beiträge zur Kenntnis der Bildung, Befruchtung und Theilung des tierischen Eies. I. Abt. Morph. Jb. **1**, 347—434 (1876).
— Hertwig, R.: Über den Befruchtungs- und Teilungsvorgang des tierischen Eies unter dem Einfluß äußerer Agentien. Jena: G. Fischer 1887.
Hertwig, R.: Über neue Probleme der Zellenlehre. Arch. Zellforsch. **1**, 1—32 (1908).
Heymann, W., Wartmann, W. B.: Effect of vitamin D on binucleated cells of the liver. Proc. Soc. exp. Biol. (N.Y.) **48**, 274—278 (1941).
Holt, C.: Multiple complexes in the alimentary tract of *Culex pipiens*. J. Morph. **29**, 607—618 (1917).
Howard, A., Pelc, S. R.: Synthesis of desoxyribonucleic acid in normal and irradiated cells and its relation to chromosome breakage. In: Symposium on chromosome breakage. Heredity **6**, Suppl., 261 (1953).
Hsu, T. C., Moorhead, P. S.: Chromosome anomalies in human neoplasma with special reference to the mechanisms of polyploidization and aneuploidization in the HeLa strain. Ann. N.Y. Acad. Sci. **63**, 1083—1094 (1956).
Hughes-Schrader, S.: Distance segregation and compound sex chromosomes in mantispids (*Neuroptera: Mantispidae*). Chromosoma (Berl.) **27**, 109—129 (1969).
Huskins, C. L.: Segregation and reduction in somatic tissues. J. Hered. **39**, 311—325 (1948).
— Cheng, K. C.: Segregation and reduction in somatic tissues. IV. Reductional grouping induced in *Allium cepa* by low temperature. J. Hered. **41**, 13—18 (1950).
Iype, P. T., Bhargava, P. M., Taskes, A. D.: Some aspects of the chemical and cellular composition of adult rat liver. Exp. Cell Res. **40**, 233—251 (1965).
Jackson, J. F.: Polyploidy and endoreduplication in human leucocyte cultures treated with $\beta$-mercaptoethanol. Exp. Cell Res. **31**, 194—198 (1963).
Jacobj, W.: Über das rhythmische Wachstum der Zellen durch Verdoppelung ihres Volumens. Arch. Entwickl.-Mech. Org. **106**, 124—192 (1925).
— Das geometrische Prinzip der „Moebius-Ringe" im Chromosomenmechanismus der heterotypischen Mitose und seine Bedeutung für Vererbung und Geschwulstentstehung. Arch. Entwickl.-Mech. Org. **120**, 56—191 (1929).
Jacobson, C.-O.: Reactivation of DNA synthesis in mammalian neuron nuclei after fusion with cells of an undifferentiated fibroblast line. Exp. Cell Res. **53**, 316—318 (1968).
Johnson, R. T., Harris, H.: DNA synthesis and mitosis in fused cells. I. HeLa homokaryons. J. Cell Sci. **5**, 603—624 (1969a).
— — DNA synthesis and mitosis in fused cells. II. HeLa chick erythrocyte heterokaryons. J. Cell Sci. **5**, 625—643 (1969b).
— — DNA synthesis and mitosis in fused cells. III. HeLa Ehrlich heterokaryons. J. Cell Sci. **5**, 645—697 (1969c).
Kitani, Y.: Orientation, arrangement and association of somatic chromosomes. Jap. J. Genet. **38**, 244—256 (1963).

Klinger, H. P., Schwarzacher, H. G.: Sex chromatin in polyploid nuclei of human amnion epithelium. Nature (Lond.) **181**, 1150—1152 (1958).

— — The sex chromatin and heterochromatic bodies in human diploid and polyploid nuclei. J. biophys. biochem. Cytol. **8**, 345—364 (1960).

Klose, J., Wolf, U., Hitzeroth, H., Ritter, H.: Polyploidization in the fish family *Cyprinidae*, order *Cypriniformes*. I. Hum. Genet. **7**, 245—250 (1969).

— — — — Atkin, N. B., Ohno, S.: Duplication of the LDH gene loci by polyploidization in the fish order *Clupeiformes*. Hum. Genet. **5**, 190—196 (1968).

Kostanecki, K. v.: Über Kernteilung bei Riesenzellen nach Beobachtungen an der embryonalen Säugetierleber. Anat. Hefte **1**, 323—352 (1892).

— Cytologische Studien an künstlich parthenogenetisch sich entwickelnden Eiern von *Mactra*. Arch. mikr. Anat. **64**, 1—98 (1904).

— Zur Morphologie der künstlichen pathenogenetischen Entwicklung bei *Mactra*. Zugleich ein Beitrag zur Kenntnis der vielpoligen Mitose. Arch. mikr. Anat. **72**, 327—352 (1908).

— Über parthenogenetische Entwicklung der Eier von *Mactra* mit vorausgegangener oder unterbliebener Ausstoßung der Richtungskörper. Arch. mikr. Anat. **78/2**, 1—62 (1911).

Kumar, S., Natarajan, A. T.: Kinetics of two-break chromosome exchanges and the spatial arrangement of chromosome strands in interphase nucleus. Nature (Lond.) **209**, 796—797 (1966).

Lefevre, G.: Artificial parthenogenesis in *Thylassema mellita*. J. exp. Zool. **4**, 91—150 (1907).

Leidy, J.: (1849): Zit. nach Schleicher (1879).

Levan, A.: The effect of colchicine on root mitosis in *Allium*. Hereditas (Lund) **24**, 471 (1938).

— Cytological phenomena connected with the root swelling caused by growth substances. Hereditas (Lund) **25**, 87—96 (1939).

— Hauschka, T. S.: Endomitotic reduplication mechanisms in ascites tumors of the mouse. J. nat. Cancer Inst. **14**, 1—40 (1953).

— Hsu, T. C.: Repeated endoreduplication in a mouse cell. Hereditas (Lund) **47**, 69—71 (1961).

Levis, A. G., Marin, G.: Induction of multipolar spindles by X-radiation in mammalian cells in vitro. Exp. Cell Res. **31**, 448—451 (1963).

Litardiere, R. de: Les anomalies de la caryocinèse somatique chez le *Spinacia oleracea*. Rev. gén. Bot. **35**, 369—381 (1923).

Lyon, M.: Gene action in the X-chromosome of the mouse (*Mus musculus* L.). Nature (Lond.) **190**, 372—373 (1961).

Macklin, C. C.: Binucleate cells in tissue cultures. Contr. Embryol. Carneg. Instn. Wash. No 13, **4**, 69 (1916).

Maguire, M. P.: Evidence for homologous pairing of chromosomes prior to meiotic prophase in maize. Chromosoma (Berl.) **21**, 221—231 (1967).

Marin, G.: Selection of chromosomal segregants in a „hybrid" line of Syrian hamster fibroblasts. Exp. Cell Res. **57**, 29—36 (1969).

Marquardt, H., Gläss, E.: Die Chromosomenzahlen in den Leberzellen von Ratten verschiedenen Alters. Chromosoma (Berl.) **8**, 617—636 (1957).

Martin, G. M., Sprague, C. A.: Parasexual cycle in cultivated human somatic cells. Science **166**, 761—763 (1969).

Martin, W. A.: Zur Kenntniss der indirecten Kerntheilung. Virchows Arch. path. Anat. **86**, 57—67 (1881).

Matthey, R.: Les chromosomes sexuels géants de *Microtus agrestis* L. et le mécanisme d'association des hétérochromosomes (*Rodentia, Microtinae*). Rev. suisse Zool. **56**, 337 (1949).

— Les chromosomes sexuels géants de *Microtus agrestis* L. Cellule **53**, 161—183 (1950).

Mayzel, W.: Ueber eigenthümliche Vorgänge bei der Theilung der Kerne in Epithelialzellen. Zbl. med. Wiss. **13**, 849—852 (1875).

Mazia, D.: The organization of the mitotic apparatus. Soc. exp. Biol. **9**, 335—357 (1955).

— Mitosis and the physiology of cell division. In: The cell, vol. 3 (J. Brachet and A. E. Mirsky, eds.), p. 77—412. New York and London: Academic Press 1961.

— Harris, P. J., Bibring, T.: The multiplicity of the mitotic centers and the time-course of their duplication and separation. J. biophys. biochem. Cytol. **7**, 1—20 (1960).

McKellar, M.: The postnatal growth and mitotic activity of the liver of the albino rat. Amer. J. Anat. **85**, 263—307 (1949).

Mechelke, F.: Die Entstehung der polyploiden Zellkerne des Antherentapetums bei *Antirrhinum majus* L. Chromosoma (Berl.) **5**, 246—295 (1952).

Metz, C. W.: Chromosome studies on the *Diptera*. II. The paired association of chromosomes in the *Diptera*, and its significance. J. exp. Zool. **21**, 213—279 (1916).

— Prophase chromosome behavior in triploid individuals of *Drosophila melanogaster*. Genetics **10**, 345—350 (1925).

Mitsuhashi, J.: An observation on the formation of a binucleate cell in the primary cultures of leafhopper embryonic cells. Exp. Cell Res. **48**, 93—96 (1967).

Mittwoch, U., Atkin, N. B., Ellis, J. R.: Barr bodies in triploid cells. Cytogenetics **2**, 323—330 (1963).

— Lele, K. P., Webster, W. S.: Deoxyribonucleic acid synthesis in cultured human cells and its bearing on the concepts of endoreduplication and polyploidy. Nature (Lond.) **208**, 242—244 (1965).

Molè-Bajer, J.: Cine-micrographic analysis of C-mitosis in endosperm. Chromosoma (Berl.) **9**, 332—358 (1958).

Moorhead, P. S., Hsu, T. C.: Cytologic studies of HeLa, a strain of human cervical carcinoma. III. Durations and characteristics of the mitotic phases. J. nat. Cancer Inst. **16**, 1047—1066 (1956).

Morgan, T. H.: A study of a variation of cleavage. Arch. Entwickl.-Mech. Org. **2**, 72—80 (1895a).

— The fertilization of non-nucleated fragments of *Echinoderm*-eggs. Arch. Entwickl.-Mech. Org. **2**, 268—280 (1895b).

Morrison (1952): Zit. nach Schwanitz (1964).

Müntzing, A.: The evolutionary significance of autopolyploidy. Hereditas (Lund) **21**, 263—378 (1936).

Münzer, F. T.: Über die Zweikernigkeit der Leberzellen. Arch. mikr. Anat. **98**, 249—282 (1923).

Nadal, C., Zajdela, F.: Polyploidie somatique dans le foie de rat. I. Le rôle des cellules binucléés dans la genèse des cellules polyploides. Exp. Cell Res. **42**, 99—114 (1966a).

— — Polyploidie dans de foie de rat. II. Le rôle de l'hypophyse et de la carence protéique. Exp. Cell Res. **42**, 117—129 (1966b).

— — Polyploidie hépatique du rat. IV. Variations expérimentales du volume nucléolaire des hépatocytes et leurs mécanismes de régulation. Exp. Cell Res. **48**, 518—528 (1967).

Nagl, W.: Der mitotische und endomitotische Kernzyklus bei *Allium carinatum*. I. Struktur, Volumen und DNS-Gehalt der Kerne. Öst. bot. Z. **115**, 322—353 (1968).

Nasjleti, C. E., Spencer, H. H.: The effects of chloramphenicol on mitosis of phytohemagglutinin stimulated human leukocytes. Exp. Cell Res. **53**, 11—17 (1968).

— Walden, J. M., Spencer, H. H.: Polyploidy and endoreduplication induced in vivo and in vitro in human leukocytes with N,N'-bis-(3-bromopropionyl)piperazine (A-8103). Cancer Res. **25**, 275—285 (1965).

— — — Polyploidization and aberration of human chromosomes in vivo and in vitro with ionizing radiations. J. nucl. Med. **7**, 159—176 (1966).

Nelson-Rees, W. A., Kniazeff, A. J., Darby, N. B., Jr.: Chromatin bridges and origin of multinucleate cells in a bovine testicular cell line. Cytogenetics **5**, 164—178 (1966).

Němec, B.: Studien über die Regeneration. Berlin 1905.

— Das Problem der Befruchtungsvorgänge und andere cytologische Fragen. Berlin: Borntraeger 1910.

Nygaard, O. F., Güttes, S., Rusch, H. P.: Nucleic acid metabolism in a slime mould with synchronous mitosis. Biochim. biophys. Acta (Amst.) **38**, 298—306 (1960).

Odell, T. T., Jr., Jackson, C. W., Reiter, R. S.: Generation cycle of rat megakaryocytes. Exp. Cell Res. **53**, 321—328 (1968).

Oftebro, R.: The division of bi- and multinucleate HeLa cells. Rep. Fourth Scand. Congr. Cell Res. p. 74 (1965).

— Further studies of bi- and multinucleate HeLa cells. Scand. J. Clin. Lab. Invest. **22**, Suppl. 106, 79—96 (1968).

— Wolf, I.: Mitosis of bi- and multinucleate HeLa cells. Exp. Cell Res. **48**, 39—52 (1967).

Ohno, S.: Cytologic and genetic evidence of somatic segregation in mammals, birds and fishes. In: Phenotypic expression in vitro, vol. II. Baltimore: Tissue Culture Assoc., Williams and Wilkins 1966.
— Kittrell, W. A., Christian, L. C., Stenius, C., Witt, G. A.: An adult triploid chicken (*Gallus domesticus*) with a left ovotestis. Cytogenetics **2**, 42—49 (1963).
— Muramoto, J., Christian, L., Atkin, N. B.: Diploid-tetraploid relationship among old-world members of the fish family *Cyprinidae*. Chromosoma (Berl.) **23**, 1—9 (1967).
— Wolf, U., Atkin, N. B.: Evolution from fish to mammals by gene duplication. Hereditas (Lund) **59**, 169—187 (1968).
Okada, Y., Suzuki, T., Hosaka, Y.: Interaction between influenza virus and Ehrlich's tumor cells. III. Fusion phenomenon of Ehrlich's tumor cells by the action of HVJ Z strain. Med. J. Osaka Univ. **7**, 709—717 (1957).
Oksala, T.: Über Tetraploidie der Binde- und Fettgewebe bei den Odonaten. Ein Beitrag zur Kenntnis der sog. somatischen Polyploidie der Insekten. Hereditas (Lund) **25**, 132—144 (1939).
Ostertag, W.: The change in ploidy of human cells in culture after temperature shock. Exp. Cell Res. **34**, 194—198 (1964).
Painter, T. S., Reindorp, E. C.: Endomitosis in the nurse cells of the ovary of *Drosophila melanogaster*. Chromosoma (Berl.) **1**, 276—283 (1939).
Pályi, I., Pályi, V.: A high incidence of endoreduplication in HeLa cultures induced by short cooling. Naturwissenschaften **53**, 442 (1966).
Parmenter, C. L.: Nucleoli in diploid and haploid tadpoles. Anat. Rec. **34**, 150 (1926).
— Haploid, diploid, triploid and tetraploid chromosome numbers and their origin in parthenogenetically developed larvae and frogs of *Rana pipiens* and *R. palustris*. J. exp. Zool. **66**, 409—453 (1933).
— Derezin, M., Parmenter, H. S.: Binucleate and trinucleate oocytes in post-ovulation ovaries of *Rana pipiens*. Biol. Bull. **119**, 224—230 (1960).
Patau, K.: A correlation between separation of the two chromosome groups in somatic reduction and their degree of homologous segregation. Genetics **35**, 128 (1950).
— Das, N. K.: The relation of DNA synthesis and mitosis in tobacco pith tissue cultured in vitro. Chromosoma (Berl.) **11**, 553—572 (1961).
Pawlowitzki, I. H., Cenani, A.: Sporadic diploid cells in human blood and fibroblast cultures. Hum. Genet. **5**, 65—69 (1967).
Pehlemann, F.-W.: Die amitotische Zellteilung. Eine elektronenmikroskopische Untersuchung an Interrenalzellen von *Rana temporaria* L. Z. Zellforsch. **84**, 516—548 (1968).
Pera, F.: Untersuchungen über das Sexchromatin und den Chromosomenstatus beim Mammacarcinom, sowie bei der Mastopathie und Gynäkomastie. Inauguraldissertation Freiburg/Brg. 1965.
— Dauer der DNS-Replikation von Eu- und Heterochromatin bei *Microtus agrestis*. Chromosoma (Berl.) **25**, 21—29 (1968).
— Deletion und Translokation heterochromatischer Chromosomenabschnitte bei *Microtus agrestis* Hum. Genet. 8, 217—229 (1969a).
— Struktur und Position der heterochromatischen Chromosomen in Interphasekernen von *Microtus agrestis*. Z. Zellforsch. **98**, 421—436 (1969b).
— Die Entstehung haploider und triploider Zellen durch multipolare Mitosen. Verh. anat. Ges. 64. Verslg. Homburg, p. 53—55 (1969c).
— Schwarzacher, H. G.: Formation and division of binucleate cells in kidney cell cultures of *Microtus agrestis*. Hum. Genet. **6**, 158—162 (1968).
— — Untersuchungen über das Heterochromatin während des Zellzyklus. Anat. Anz. **125**, Suppl., 237—240 (1969a).
— — Die Verteilung der Chromosomen auf die Tochterzellkerne multipolarer Mitosen in euploiden Gewebekulturen von *Microtus agrestis*. Chromosoma (Berl.) **26**, 337—354 (1969a).
— — Gesetzmäßigkeit in der Position der Chromosomen. Verh. anat. Ges., 65. Verslg, Würzburg (1970a).
— — Lokalisation der heterochromatischen Chromosomen von *Microtus agrestis* in Interphase und Mitose. Cytobiologie **2**, 188—199 (1970b).
— Wolf, U.: DNS-Replikation und Morphologie der X-Chromosomen während der Syntheseperiode bei *Microtus agrestis*. Chromosoma (Berl.) **22**, 378—389 (1967).

Purkinje (1837): Zit. nach Clara (1930).

Rabl, C.: Über Zelltheilung. Morph. Jb. 10, 214—330 (1885).

Rao, P. N., Johnson, R.: Mammalian cell fusion: studies on the regulation of DNA synthesis and mitosis. Nature (Lond.) 225, 159—164 (1970).

Rieger, R., Michaelis, A., Green, M. M.: A glossary of genetics and cytogenetics. Berlin-Heidelberg-New York: Springer 1968.

Rigler, R., Jr.: Die Wirkung entzündlicher Reaktionen auf Kernzahl, Desoxyribonucleinsäuregehalt und Trockengewicht der Mäuseleberzelle. Exp. Cell Res. 30, 160—170 (1963).

Robertson, W. R. B.: Chromosome studies. V. Diploidy and persistent chromosome relations in partheno-produced *Tettigidae* (*Apotettix eurycephalus* and *Paratettix texanus*). J. Morph. 50, 209—257 (1930).

Ronchi, V. N., Avanzi, S., D'Amato, F.: Chromosome endoreduplication (endopolyploidy) in pea root meristems induced by 8-azaguanine. Caryologia 18, 599—617 (1965).

Rückert, J.: Über physiologische Polyspermie bei meroblastischen Wirbeltiereiern. Anat. Anz. 7, 320—333 (1892).

— Über das Selbständigbleiben der väterlichen und mütterlichen Kernsubstanz während der ersten Entwicklung des befruchteten *Cyclops*-Eies. Arch. mikr. Anat. 45, 339—369 (1895).

Rumery, R. E., Rieke, W. O.: DNA synthesis by cultured myocardial cells. Anat. Rec. 158, 501—508 (1967).

Rustad, R. C.: Induction of multipolar spindles by single X-irradiated sperm. Experientia (Basel) 15, 323 (1959).

Rutishauser, A.: Cytogenetik transplantabler tierischer und menschlicher Tumoren. Neujahrsbl. naturforsch. Ges., Zürich 165 (1963).

Sandberg, A. A., Sofuni, T., Takagi, N., Moore, G. E.: Chronology and pattern of human chromosome replication. IV. Autoradiographic studies of binucleate cells. Proc. nat. Acad. Sci. (Wash.) 56, 105—110 (1966).

Schleicher, W.: Die Knorpelzelltheilung. Ein Beitrag zur Lehre der Theilung von Gewebezellen. Arch. mikr. Anat. 16, 248—300 (1879).

Schmid, W.: Multipolar spindles after endoreduplication. Exp. Cell Res. 42, 201—204 (1966).

— Heterochromatin in mammals. Arch. Klaus-Stift. Vererb.-Forsch. 42, 1—60 (1967).

— Leppert, M. F.: Rates of DNA synthesis in heterochromatic and euchromatic segments of the chromosome complements of two rodents. Cytogenetics 8, 125—135 (1969).

— Smith, D. W., Theiler, K.: Chromatinmuster in verschiedenen Zelltypen und Lokalisation von Heterochromatin auf Metaphasechromosomen bei *Microtus agrestis*, *Mesocricetus auratus*, *Cavia cobaya* und beim Menschen. Arch. Klaus-Stift. Vererb.-Forsch. 40, 35—49 (1965).

Schnedl, W.: Geregelte Anordnung der Chromatiduntereinheiten in den Diplochromosomen bei der Endoreduplikation. Hum. Genet. 4, 140—152 (1967).

Schottländer, J.: Über Kern- und Zelltheilungsvorgänge in dem Endothel der entzündeten Hornhaut. Arch. mikr. Anat. 31, 426—482 (1888).

Schwanitz, H.: Endoreduplikation beim Menschen. Med. Welt 1964, 1967—1968.

Schwarzacher, H. G.: Beitrag zur Histogenese des menschlichen Amnions. Acta anat. (Basel) 43, 303—311 (1960).

— Replikation der Chromosomen und Sex-Chromatin in polyploiden Zellen. Homo, 9. Tagg Dtsch. Ges. Anthrop. (1965).

— Sexchromatin in polyploiden Zellen. Hum. Genet. 2, 28—35 (1966).

— Zur Frage der Entstehung polyploider Zellen. Verh. Anat. Ges. 62. Verslg, 209—211 (1967).

— Klinger, H. P.: Die Entstehung mehrkerniger Zellen durch Amitose im Amnionepithel des Menschen und die Aufteilung des chromosomalen Materials auf deren einzelne Zellkerne. Z. Zellforsch. 60, 741—754 (1963).

— Pera, F.: Multipolar mitosis and somatic segregation in cell cultures of *Microtus agrestis*. In: Comparative mammalian cytogenetics, p. 186—190. New York: Springer 1969.

— Schnedl, W.: Der Zellzyklus in Fibroblastenkulturen vom Menschen. Z. Zellforsch. 67, 165—173 (1965a).

— — Endoreduplication in human fibroblast cultures. Cytogenetics 4, 1—18 (1965b).

— — Position of labelled chromatids in diplochromosomes of endo-reduplicated cells after uptake of tritiated thymidine. Nature (Lond.) 209, 107—108 (1966).

Sieger, M., Pera, F., Schwarzacher, H. G.: Genetic inactivity of heterochromatin and hetero-pycnosis in *Microtus agrestis*. Chromosoma (Berl.) **29**, 349—364 (1970).

Sinha, A. K.: Spontaneous occurrence of tetraploidy and nearhaploidy in mammalian peri-pheral blood. Exp. Cell Res. **47**, 443—448 (1967).

Sisken, J. E., Kinosita, R.: Variations in the mitotic cycle in vitro. Exp. Cell Res. **22**, 521—525 (1961).

Staiger, H., Gloor, H.: Mitosehemmung und Polyploidie durch einen Letalfaktor (lpl = Letal-polyploid) bei *Drosophila hydei*. Chromosoma (Berl.) **5**, 221—245 (1952).

Starr, T. J., Kajima, M., Piferrer, M.: Mitotic anomalies in tissue-cultured cells treated with extracts derived from marine algae. Tex. Rep. Biol. Med. **24**, 208—221 (1966).

Stern, C.: Somatic crossing-over and segregation in *Drosophila melanogaster*. Genetics **21**, 625—730 (1936).

— The nucleus and somatic cell variation. J. cell comp. Physiol. **52**, Suppl. 1, 1—34 (1958).

Stevens, N. M.: A study of the germ cells of certain *Diptera*, with reference to the hetero-chromosomes and the phenomenon of synapsis. J. exp. Zool. **5**, 359—374 (1908).

Stomps, T. J.: Kernteilung und Synapsis bei *Spinacia oleracea*. Biol. Zbl. **31**, 257—308 (1910).

Storey, W. B.: Somatic reduction in cycads. Science **159**, 648—650 (1968).

Strasburger, E.: Zellbildung und Zelltheilung. Jena: G. Fischer 1880.

— Über den Theilungsvorgang der Zellkerne und das Verhältniss der Kerntheilung zur Zell-theilung. Arch. mikr. Anat. **21**, 476—590 (1882).

— Chromosomenzahl. Flora (Jena) **100**, 398—446 (1910).

Stricht, van der: Contribution à l'étude de la sphére attractive. Extr. Bull. Acad. Royal. Belg. **23** (1892).

Stubblefield, E.: DNA synthesis and chromosomal morphology of Chinese hamster cells cultured in media containing N-deacetyl-N-methylcolchicine (Colcemid). In: Cytogenetics of cells in culture (ed. R. J. C. Harris), p. 223—248. New York and London: Academic Press 1964.

— Klevecz, R.: Synchronization of Chinese hamster cells by reversal of colcemid inhibition. Exp. Cell Res. **40**, 660—664 (1965).

Sulcin, N. M.: A study of the nucleus in the normal and hyperplastic liver of the rat. Amer. J. Anat. **73**, 107—125 (1943).

Suomalainen, E.: Beiträge zur Zytologie der parthenogenetischen Insekten. I. *Coleoptera*. Ann. Acad. Sci. fenn. (Ser. A) **54** (7), 1—144 (1940).

— Parthenogenese und Polyploidie bei Rüsselkäfern (*Curculionidae*). Hereditas (Lund) **33**, 425—456 (1947).

Sved, J. A.: Telomere attachment of chromosomes. Some genetical and cytological conse-quences. Genetics **53**, 747—756 (1966).

Swanson, C. P.: Cytology and cytogenetics. Englewood Cliffs, N.J.: Prentice-Hall Inc. 1957.

Swartz, F. J.: The development in the human liver of multiple deoxyribose nucleic acid (DNA) classes and their relationship to the age of the individual. Chromosoma (Berl.) **8**, 53—72 (1956).

Teplitz, R. L., Gustafson, P. E., Pellett, O. L.: Chromosomal distribution in interspecific in vitro hybrid cells. Exp. Cell Res. **52**, 379—391 (1968).

Timonen, S., Therman, E.: The changes in the mitotic mechanism of human cancer cells. Cancer Res. **10**, 431—439 (1950).

Tischler, G.: Zellstudien an sterilen Bastardpflanzen. Arch. Zellforsch. **1**, 33—151 (1908).

Tjio, J. H., Levan, A.: Chromosome analysis of three hyperdiploid ascites tumours of the mouse. Lunds Univ. Årsskr. **50**, 3—38 (1954).

Torrey, J. G.: Kinetin as trigger for mitosis in mature endomitotic plant cells. Exp. Cell Res. **23**, 281—299 (1961).

Treub, M. (1879): Zit. nach Flemming (1880).

Tschermak-Woess, E.: Karyologische Pflanzenanatomie. Protoplasma (Wien) **46**, 789—834 (1956).

Turner, J. H., Wald, N.: Endoreduplication and disease. Lancet **1965 I**, 915.

Valette St. George, A. v. la: Über die Genese der Samenkörper. Arch. mikr. Anat. **1**, 403—414 (1865).

Wagenaar, E. B.: End-to-end chromosome attachments in mitotic interphase and their possible significance to meiotic chromosome pairing. Chromosoma (Berl.) **26**, 410—426 (1969).

Walen, K. H.: Spatial relationships in the replication of chromosomal DNA. Genetics **51**, 915—929 (1965).

Walker, B. E.: Polyploidy and differentiation in the transitional epithelium of mouse urinary bladder. Chromosoma (Berl.) **9**, 105—118 (1958).

Weismann, A.: Über die Zahl der Richtungskörper und ihre Bedeutung für die Vererbung. Jena: Fischer 1887.

White, M. J. D.: The chromosomes. London: Methuen & Co Ltd, New York: John Wiley & Sons Inc. Fifth ed. 1961.

Whitehouse, H. L. K.: Towards an understanding of the mechanism of heredity, second ed. London: Eward Arnold (Publ.) Ltd 1969.

Wilson, E. B.: The cell in development and heredity, 3rd ed. New York: Macmillan 1925.

Wilson, G. B., Cheng, K. C.: Segregation and reduction in somatic tissues. II. The separation of homologous chromosomes in *Trillium* species. J. Hered. **40**, 3—6 (1949).

Wilson, J. W., Leduc, E. H.: The occurrence and formation of binucleate and multinucleate cells and polyploid nuclei in the mouse liver. Amer. J. Anat. **82**, 353—391 (1949).

Winkler, H.: Über die experimentelle Erzeugung von Pflanzen mit abweichenden Chromosomenzahlen. Z. Bot. **8**, 417 (1916).

Wolf, U., Flinspach, G., Böhm, R., Ohno, S.: DNS-Reduplikationsmuster bei den Riesen-Geschlechtschromosomen von *Microtus agrestis*. Chromosoma (Berl.) **16**, 609—617 (1965).

— Ritter, H., Atkin, N. B., Ohno, S.: Polyploidization in the fish family *Cyprinidae*, order *Cypriniformes*. II. Hum. Genet. **7**, 240—244 (1969).

Woll, E.: Einwirkung von Nucleinsäuren und ihren Baustoffen auf die Wurzelspitzenmitose. Chromosoma (Berl.) **5**, 391—427 (1953).

Yamanaka, T., Okada, Y.: Cultivation of fused cells resulting from treatment of cells with HVJ. I. Synchronization of the stages of DNA synthesis of nuclei involved in fused multinucleated cells. Biken's J. **9**, 159—175 (1966).

Zakharov, A. F., Egolina, N. A.: Asynchrony of DNA replication and mitotic spiralization along heterochromatic portions of Chinese hamster chromosomes. Chromosoma (Berl.) **23**, 365—385 (1968).

# Sachverzeichnis